bra för dig men du börjar känna dig yr under

programmets gång, kontakta din läkare omedelbart.

Författaren är inte ansvarig för skador eller skulder som

är upplevda eller verkliga från att använda denna

produkt.

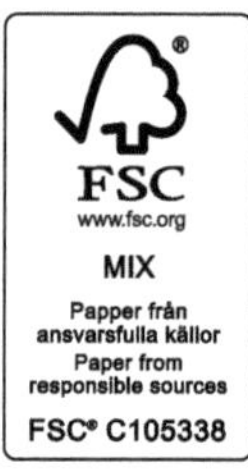

Förlag: BoD – Books on Demand, Stockholm, Sverige

Tryck: BoD – Books on Demand, Norderstedt, Tyskland

ISBN: 978-91-7969-750-1

37 ALARMERANDE SAKER DU MÅSTE BEHÄRSKA NÄR DU <u>GÅR NER I VIKT</u> MED PERIODVIS FASTA

(#33 Förändrar Allting)

Av PONTUS OLSSON

Gå Ner I Vikt Har Aldrig Varit Lättare!

Den <u>Enda</u> Boken Du Behöver För Att Bli Den <u>Hälsosammaste</u> Personen Du Kan Vara

Upphovsrättsmeddelande

Varning

Informationen i denna bok är baserad på mina tolkningar av den tillgängliga forskningen och på mina erfarenheter och är endast för utbildningsändamål. Jag är inte en läkare, och därför bör du ha en dialog med din läkare innan du börjar följa det här programmet för att försäkra dig om råden i det här programmet är lämpliga för dina individuella omständigheter. Informationen i denna bok är avsedd för personer med ett BMI över 25 och endast för friska personer.

Om du har några hälsoproblem eller redan existerande förhållanden, vänligen kontakta din läkare innan du följer detta program. Om din läkare säger att detta program är

Om författaren

Hej, mitt namn är Pontus Olsson. Jag är 26 år gammal och jag kommer från Sverige. Jag är en hälsovetare. När jag var 15 kämpade jag med att vara mager-fet (78kg och 25% kroppsfett) och hade ingen kunskap om träning och diet. Jag gjorde inget åt det förrän jag var 22 år gammal då jag fick en kandidatexamen i biomedicinsk vetenskap (180hp). Under denna utbildning skrev jag också ett examensarbete som jag senare skrev om till min första hälsobok och började sälja på internet. Vid den här tiden hade jag ändrat min kropp fullständigt till att gå från mager-fet till vältränad med mer muskler och mindre fett (60kg och 8% kroppsfett). Jag skulle säga att 22 var min vändpunkt i livet. Istället för att ge upp tog jag kontrollen över mitt eget liv och min kropp och förvandlades till något jag aldrig trodde var möjligt för mig. Nu har jag en otroligt rolig tid och njuter av livet till fullo genom att utveckla mig själv, hänga med vänner och familj och bara vara fantastisk!

Nu vill jag förvandla ditt liv till den bästa versionen du kan vara!

Men låt oss backa några år. Jag har alltid varit intresserad av sport, hälsosam kost och att hjälpa människor. Allt började vid sexårsåldern då jag spelade fotboll i fem år. Sedan gick jag vidare till friidrott, där mitt intresse för löpning började att växa. Jag tävlade i distanser mellan 800m och maraton. Jag tränade friidrott i fem år och sedan bestämde jag mig för att träna på egen hand, så jag började att kombinera löpning med styrketräning vilket jag fortfarande gör idag.

När jag var 14 år gammal skrev jag en väldigt kort bok om hälsosam mat för viktnedgång. Jag sålde inte den, jag var bara väldigt intresserad av hälsosam mat. När jag blev 15 år gammal började jag att studera samhällsvetenskap med inriktning idrott. Under den här perioden av studerande ökade mitt intresse otroligt mycket för träning, hälsa och nutrition. När jag bestämde mig för att studera på universitetet visste jag exakt vad jag ville göra, jag ville studera om hälsa, träning, nutrition och hur kroppen fungerar. Så jag sökte en utbildning som hette Hälsovetenskap med inriktning biomedicin (180hp). Och… här är jag idag. Ge aldrig upp din utbildning du en gång startade eftersom du aldrig vet

vad du kan utveckla från kunskapen du lär dig från den.
Du hittar din passion i livet genom att lära dig nya saker,
det var det jag gjorde.

Kontaktuppgifter och feedback

Efter du har läst boken skulle jag vilja att du lämnar en
åsikt om vad du tyckte om boken. Det skulle också vara
kul om du kontaktade mig om frågor och råd som du
skulle vilja ha svar och hjälp med. Det är så roligt att se
människors kroppstransformeringar och glädje och lycka
i deras ögon när de inser att hjälpen de får verkligen
fungerar. Det roligaste av allt dock är förmodligen när
jag ser på bilder av människor som kommer i kläder de
inte har kunnat passa i på år. Tårar skapas i mina ögon
när jag kan uppleva dessa ögonblick med er, eftersom det
är därför jag hjälper er. Jag vill uppleva känslorna och
bilderna tillsammans med er, eftersom det är vi
tillsammans som förändrar världen till en hälsosammare
värld och allt startar med dig.

Kom igen nu, nu kör vi, ta in all information och gör ditt bästa för att nå den hälsosammaste du. Du fixar det här utan några problem. Jag är alltid tillgänglig att hjälpa dig.

Mina kontaktuppgifter är följande:

E-mail: olssonp94@gmail.com

Instagram: olssonpontus94

Hej och Välkommen

Hej och Välkommen. Detta var ett klokt köp av dig. Det här är hälsoboken nummer ETT som jag bara skulle behöva i mitt liv. I den här boken har du allt du behöver när det gäller hälsa, nutrition, periodvis fasta och mycket mer. Denna boks mål är att ge dig mer kunskap om periodvis fasta, hälsosam kost, hur kroppen fungerar och mycket mer. När du har läst den här boken är du mer än redo att vara den hälsosammaste personen du någonsin har varit.

Jag är tacksam för att ha dig ombord. Detta kommer att bli en av dina bästa personliga utvecklingsresor du någonsin har gjort för dig själv. Detta förändrar allt!

Innehållsförteckning

Kapitel 1

Vad betyder periodvis fasta?

Periodvis fasta är en livsstil där du fastar (undviker vissa typer av mat, undantaget vatten, te och kaffe) i 16 – 20 timmar och sedan äter (konsumerar mat) i 4 – 8 timmar under en dag. Livsstilen periodvis fasta baserar sig på timmarna under dagen. Om du, exempelvis, börjar din fas av födointag (tiden under dagen då du kan äta all mat) vid 12:00 på dagen då bör du konsumera all mat innan klockan 20:00 på kvällen. Ingen kommer att kontrollera dig när du börjar fastan och slutar fastan. Den enda personen som bestämmer när du kan konsumera mat och fasta är du själv! Du är din egna chef av din livsstil och likaså över din diet. Detta är det bästa med periodvis fasta – du kan äta när du vill. Personligen varierar jag mina faser av ätande och fastande nästan varje dag. Vissa dagar kan jag börja min fas av ätande vid 14:00 på dagen och stoppa fasen av ätande mellan 18:00 och 20:00, det beror på när jag vill äta och vad jag har planerat under dagen. Du bör justera din fas av ätande så att den passar bra med ditt jobb, skola och/eller fritid.

Periodvis fasta innebär inte att du bör äta fyra till sex måltider var tredje timme under dagen. När du följer denna livsstil bör du sikta på att äta en till tre måltider beroende på hur mycket mat du kan äta i en måltid och vad du har planerat under dagen. Jag äter vanligen två måltider per dag och ibland bara en måltid. Den viktigaste saken när det gäller periodvis fasta är att du hoppar över din första måltid på morgonen och konsumerar den måltiden efter att du har fastat i 16 – 20 timmar eftersom det är vid dessa timmar magin händer. Alla hälsofördelar av periodvis fasta uppstår när du fastar i mer än 16 timmar varje dag. Du kan läsa om hälsofördelarna i kapitel 7.

När en person pratar om fasta associerar många personer det med svält vilket är den totala motsatsen av att fasta. Svält är ett tillstånd där kroppen inte får tillräckligt med föda under en lång tid vilket kan leda till en försämrad ämnesomsättning och även död. När en person svälter är det inte för att personen vill det, utan det är för att han eller hon inte kan hitta mat och detta leder till en försämring av hälsan och brist på näringsämnen (1).

Kapitel 2

Hur länge bör du utöva periodvis fasta

Många människor fastar varannan dag eller var tredje dag, vissa människor fastar en dag per vecka och andra människor fastar varje dag. Personligen fastar jag varje dag i 16 – 20 timmar. Jag har insett att ju längre fastan är, desto mer fett och vikt gör jag mig av med. Forskningen instämmer även med denna fakta. Jag äter aldrig när jag vaknar på morgonen eftersom när du äter hämmas din fettförbränningsprocess och du kan då inte göra dig av med fett och kroppsvikt tills insulinet (ett peptidhormon som utsöndras på grund av ökade nivåer av glukos i blodet och fungerar som en regulator av blodsockernivåerna i kroppen) från maten har minskat i din kropp. Under fasen av fasta ökar du din fettförbränningsprocess vilket gör att kroppen måste göra sig av med fett som energi. Med denna information menar jag att du borde fasta i 16 – 20 timmar varje dag för att få de maximala effekterna av livsstilen periodvis fasta. Du borde också fasta tills du har nått kroppsvikten du vill ha, detta kan ta veckor till månader till år beroende på din nuvarande procent av kroppsfett och kroppsvikt. När du har nått din vikt som du är nöjd med ska du öka kalorierna så att du alltid äter i upprätthållande (tillståndet där du äter lika många kalorier som din kropp förbränner) (2). I en studie där deltagarna var överviktiga och feta förlorade de 3 – 8 % av deras kroppsvikt genom att fasta varannan dag i 2 – 24 veckor (3). Jag tror att deltagarna skulle ha förlorat den mängden av kroppsvikt snabbare om de hade fastat varje dag.

Kapitel 3

Nackdelar/hälsorisker med periodvis fasta

Om du är på en diet där du är i kaloriunderskott (du äter mindre kalorier än vad din kropp förbrukar under en dag) under en för lång tid kan bulimi uppstå. Bulimi är en ätstörning där du konsumerar all mat väldigt fort och i en väldigt kort tidsperiod (mindre än två timmar). Bulimi är även associerat med förlust av kontroll vilket innebär att du inte kan sluta konsumera mat. När du har konsumerat maten försöker du att kräkas eller använda laxermedel bara för att bli av med maten. Bulimi kan leda till depression, ångest, sår i munnen, diarré, kräkningar i blodet, hjärtrytmstörningar, sår på dina händer, svullna spottkörtlar, dentala skador, ödem, svullnad och reflux problem (4). Bulimi kan leda till en hel del problem om du inte söker efter behandling (5). Hursomhelst, det finns inga kliniska tester som har visat att periodvis fasta kan orsaka ätstörningar (3).

En annan nackdel med periodvis fasta är att om du äter alla kalorier under tiden av fyra timmar på en dag (fasta i 20 timmar och äta de resterande 4 timmarna) (2). Detta kan leda till att du inte kommer att kunna konsumera alla kalorierna som du är avsedd till att konsumera under dagen på grund av de stora mängderna av mat. Om du inte konsumerar antalet kalorier som du är avsedd till att göra under en dag kan det leda till brist på vissa vitaminer och mineraler som är livsviktiga för dig. Proteinet i kroppen kan brytas ned under korta perioder av fasta, detta kallas proteolys. Forskare har analyserat denna process under en nattsfasta (där du fastar från kvällen till frukosten nästa morgon) och 60 timmar efter sista måltiden vilket innebär att det inte är säkert om proteolysen ökar av att fasta i 16 – 20 timmar per dag. En studie visade att urea och muskelproteolys inte ökade efter en 36 timmars fasta, men det ökade efter en 60 timmars lång fasta. Tidigare studier av fasta visar att nedbrytningen av protein börjar efter tre dagar av fasta (72 timmars fasta) (2) och denna typ av fasta är väldigt svår att hålla sig till och det är inte vad detta program är skapat för. Jag skulle inte fasta så länge! När du fastar längre än en nattsfasta börjar kroppen att bryta ned glykogen och fett. Den vilande metabolismen ökar efter en kort period av fasta men den är effektivast efter 36 – 48 timmar av fasta (2).

Om en person konsumerar väldigt få kalorier under en dag genom att äta lågkaloridieter eller genom semisvält kan det leda till hyperfagi (du känner dig inte mätt och fortsätter att äta för många kalorier vilket leder till övervikt och fetma) och högre nivåer av fettmassa (totala kroppsfettet) du hade när du började dieten/livsstilen. Mindre än 800 kalorier per dag är alldeles för lite och detta kan orsaka, som jag skrev innan, bristen på vissa vitaminer och mineraler och även proteiner, kolhydrater och fett som är livsviktiga för dig. En hel del människor tror att om de äter väldigt få kalorier (färre än 1000 kalorier eller även 800 kalorier per dag) kommer de att förlora vikt i mängder och deras övervikt och fetma kommer att försvinna föralltid… detta är falskt! Detta är faktiskt det motsatta av vad forskningen visar. Om du äter 800 kalorier per dag eller 1600 – 2000 kalorier per dag resulterar det i nästan samma viktminskning, men det är mycket hälsosammare att konsumera mer kalorier eftersom då kan du enkelt få i dig alla vitaminer, mineraler och makronäringsämnen (protein, kolhydrater och fett) som du behöver under en dag vilket också är viktigt för viktminskning. Om du äter för lite kalorier, såsom 800 – 1000 kalorier per dag under en lång period kommer din kropp att utlösa biologiska justeringar som hjälper dig ifall du vill gå upp i vikt med mer fettmassa i procent (2).

När du äter för lite kalorier måste din kropp motverka glukosbrist som huvudsakligen uppstår genom ökad muskelproteinnedbrytning. Detta innebär att när du äter mer kalorier vid nästa tillfälle kommer du att ha mindre muskelmassa och mer fettmassa. Protein kan omvandlas till socker men fett kan inte omvandlas till socker och det är därför vi får mer fettmassa efter att ha ätit för lite kalorier under en längre period. Efter ett tag av lågt kaloriintag börjar kroppen att producera ketonkroppar vilket leder till ökad fettoxidation, men att äta för lite kalorier under en lång period är inte rekommenderat (6).

Kapitel 4

Vad orsakar fetma och viktökning?

Diet-inducerad fetma och brist på hormonet leptin (produceras av vita fettceller och utsöndras till större del om personen har mer kroppsfett) är associerat med större måltider vilket orsakar viktökning. Antalet kalorier du konsumerar under en dag beror inte bara på måltidens storlek, men även på antalet måltider du konsumerar under en dag och kopplingen mellan antalet måltider och storleken på måltiden är påverkade av peptider såsom CCK (kolecystokinin), amylin och GLP-1 (glukagonliknandepeptid-1) (3). När du använder dig av periodvis fasta för att gå ned i vikt ökar noradrenalin (kan också kallas norepinefrin, är ett stresshormon som gör oss glada och har många funktioner relaterade till stressfulla situationer) i mediala hypotalamus och peptiden NPY (neuropeptid Y) i den hypotalamusbågformiga kärnan som båda kan påverka måltidsmönstret av din kost. Detta är endast en faktor av många som visar att periodvis fasta, mindre storlekar på måltiderna och ändrade måltidsmönstren kan ha positiva resultat på dessa dietmönstren (3).

Det vanligaste exemplet, och sanningen, om vad det är som orsakar fetma är att kalorierna en person konsumerar under en dag är högre än kalorierna kroppen förbrukar under en dag. Detta leder till mer fett i fettvävnaderna (7). Om du äter mer kalorier än vad din kropp gör av med under en dag kommer dina fettceller att producera mer fett i fettvävnaderna vilket inte är målet som vi siktar mot.

I en studie diskuterade forskarna att de fettrika måltiderna som de flesta människor konsumerar i deras dieter är en faktor som leder till fetma bland människor (8).

Kapitel 5

Vilka är konsekvenserna av fetma?

Feta och överviktiga personer har en högre risk att utveckla diabetes typ II och cancer såsom tjocktarmscancer, bröstcancer, prostatacancer och levercancer (9). Fetma kan också orsaka problem såsom hyperinsulinemi (för höga nivåer av insulin i blodet), hyperleptinemi (för höga nivåer av leptin i blodet), hyperglykemi (för höga nivåer av glukos i blodet – högt blodsocker), insulinresistens (cellerna i kroppen svarar inte effektivt på insulin) och även glukosintolerans (högre nivåer av glukos i blodet) (8). Andra problem som kan uppstå på grund av fetma är icke alkoholhaltig fettleversjukdom (en form av fettlever, en leversjukdom), kardiovaskulära sjukdomar (påverkar blodkärl eller hjärtat), hyperlipidemi (högre nivåer av vissa eller alla lipoproteiner eller lipider i blodet) och hypertension (högt blodtryck). Dessa tre sistnämnda problem kallas för det metabola syndromet (10). Ett stort problem som kommer med fetma är minskat adiponektin (ett proteinhormon som reglerar nivåerna av glukos och nedbrytningen av fettsyror) och ökad leptinsyntes vilket tros vara ett steg i riktningen av att utveckla cancer genom effekter på inflammation, insulinkänslighet (hur känslig kroppen är för insulin – högre insulinkänslighet kräver att mindre insulin utsöndras vilket är hälsosammare än låg insulinkänslighet), apoptos (programmerad celldöd) och cellproliferation (ökat antal av celler) (11).

Humöret påverkas väldigt mycket av att gå upp i vikt och vara fet/överviktig. I en studie visade det sig att människor som ökade i vikt eller redan var överviktiga/feta tenderade att bli mer deprimerade än normalviktiga människor och även människor på en viktminskningsdiet (12).

Kapitel 6

Hur behandlas fetma?

Om du vill behandla din fetma och bli smalare då måste du reducera kalorierna du äter under en dag så att du äter under upprätthållande och öka fysiska aktiviteten vilket innebär att din kropp förbrukar mer kalorier under en dag och detta tillåter dig att äter mer kalorier under en dag och fortfarande vara under upprätthållandenivån (7). Men… Hur vet du vilken din upprätthållandenivå är? Jag kommer att lära dig det i kapitel 16.

Om du tycker det är jobbigt att gå ned i vikt på grund av att du inte kan reducera kaloriintaget då kan mindfulness vara ett utmärkt verktyg för att hjälpa dig med viktnedgången. Detta verktyg kan hjälpa dig med dieten, ditt sociala nätverk, ditt självförtroende, din träning och mycket mer, enligt en studie gjord på kvinnor och viktminskning (12). Ett annat verktyg som kan hjälpa dig med viktnedgång kallas för "modelling" vilket innebär att du tittar på hur andra människor beter sig i situationer som du är rädd för eller har problem med (viktminskningen, till exempel) och sedan omskolar du och modifierar fysiologiska förhållanden såsom "jag kan inte gå ned i vikt eftersom jag gillar mat för mycket" till något positivt såsom "jag måste reducera kaloriintaget för att bli så hälsosam som möjligt och leva livet jag vill leva" (12).

Kapitel 7

Hälsofördelar av periodvis fasta

Periodvis fasta är en väldigt hälsosam och effektiv livsstil som är känd för dess hälsofördelar. Periodvis fasta (en fasta mellan 16 – 20 timmar per dag) kombinerat med fysisk aktivitet kan reducera risken för fetmarelaterade sjukdomar (7). De fysiologiska faktorerna som leder till lägre risk för fetmarelaterade sjukdomar är förbättrad kroppssammansättning (ökad procent av muskelmassa och minskad procent av kroppsfett) (7).

En annan hälsofördel av periodvis fasta (en fasta i 24 timmar) är att glukos- och lipidmetabolismen sjunker. Inom de första 24 timmarna av fasta ökar lipolys (nedbrytning av lipider) och fettoxidation (nedbrytning av fria fettsyror i blodet och nedbrytning av triglycerider i fettceller för energi) samt minskar blodsockernivåerna signifikant. Lipolysen ökar på grund av lägre koncentration av insulin i blodet, högre koncentration av tillväxthormon (ett peptidhormon som stimulerar cellreproduktion, tillväxt och cellregenerering) i blodet och ökad aktivitet av det sympatiska nervsystemet (stimulerar kamp- eller flyktsvaret). Koncentrationerna av fettsyror i blodet kan öka efter en fasta på 14 timmar (2).

Nivåerna av glycerol i blodet som är baserade på hela kroppens lipolys, och nivån av glycerolkoncentrationer i blodet var högst när personer fastade i 12 till 24 timmar i en studie. Hastigheten av glycerol var högst efter en fasta på 18 – 24 timmar. En ökning av fettoxidationen med 50 % visade sig efter en fasta på 18 och 24 timmar. En minskning av glukosoxidation (nedbrytning av glukos till vatten och koldioxid) med 50 % visade sig också efter en fasta på 18 och 24 timmar.

De lägre nivåerna av insulin i blodet kan leda till en ökning av lipolysen på grund av minskningen av insulin som har en negativ effekt på hämningen av lipolys. I samma studie beskriven nedan, (2) sjönk koncentrationerna av insulin i blodet från 64.6 ± 12.9 pikomol/L till 30.1 ± 7.9 pikomol/L efter en fasta på 12 och 72 timmar. 70 % av minskningen av insulin i blodet förekom inom de första 24 timmarna av fastan.

Dessa resultat är väldigt intressanta eftersom de dyker upp efter en fasta på endast 18 till 24 timmar. Dessa resultat visar att en fasta på 18 och 24 timmar hjälper kroppen att bryta ned lagrade triglycerider och öka fettoxidationen. En ökning av lipolysen kan öka fettsyra-mobilisering och utnyttjande i adipocyter (fettceller som lagrar energi i form av fett) och oxidation och upptag i andra vävnader i kroppen som kan leda till en ökning av energiförbrukningen vilket är en utmärkt faktor för behandlingen av fetma (2).

I en annan studie där magra kvinnor och män fastade i 14 till 36 timmar ökade den vilande energiförbrukningen från 3.97 ± 0.9 Kj / min till 4.37 ± 0.9 Kj / min på grund av ökade koncentrationer av noradrenalin. Inom fastan på 14 till 36 timmar fanns där andra faktorer som observerades såsom ökade nivåer av beta-hydroxybutyrat (en ketonkropp involverad i metabolismen av fettsyror) och fettsyror i blodet likaså en minskning av nivåerna av triglycerider och respiratorisk kvot (förhållandet mellan produktion av koldioxid och syreförbrukning). Dessa faktorer är viktiga för att kroppen ska kunna använda mer fett när den bränner energi (2).

Om du utnyttjar periodvis fasta som en livsstil kan du kanske leva längre och reducera risken för att utveckla sjukdomar som är vanliga när man blir äldre (2).

Om du reducerar kaloriintaget och utnyttjar periodvis fasta reduceras de skadliga effekterna orsakade av fetma

såsom ökad insulinresistens och minskad glukostolerans
(6). Om du utnyttjar periodvis fasta i endast 12 timmar
varje dag kommer de metaboliska förbättringarna
orsakade av periodvis fasta vara upprätthållna (8).

I en annan studie (1) där 34 styrketränande män med
åldern 29,21 år ± 3.8 år och med en vikt på 84.6 kg (188
lbs) ± 6.2 kg (13.77 lbs) tränade tre gånger per vecka
(måndag, onsdag, fredag) i 8 veckor. De tränade 3 set av
6 – 8 repetitioner (reps) med 85 – 90 % av 1RM (när
endast en repetition kan bli genomförd med en vikt) med
tre minuters vila mellan seten. De var i den koncentriska
fasen (sammandragning som förkortar en muskel) i en
sekund och i den excentriska fasen (kontraktion som
förlänger en muskel) i två sekunder. De tränade alltid
mellan klockslagen 14:00 och 16:00. Bland dessa 34
styrketränande män var det 17 deltagare som fastade och
17 deltagare som följde deras normala kostmönster.
Deltagarna som fastade åt all deras mat vid 13:00, 16:00
och 20:00 och sedan fastade i 16 timmar. Gruppen som
fastade konsumerade 40 % av kalorierna vid 13:00, 25 %
av kalorierna vid 16:00 och 35 % av kalorierna vid 20:00

medan gruppen som inte fastade konsumerade 25 % av kalorierna vid 08:00, 40 % av kalorierna vid 13:00 och 35 % av kalorierna vid 20:00. Deltagarna var tvungna att konsumera deras måltider på en timme.

Efter dessa 8 veckor reducerade gruppen som fastade 16.4 % av deras fettmassa medan den andra gruppen reducerade 2.8 %. Fettfri massa (inkluderar ben, inre organ, vatten, muskel- och bindväv och muskelmassa) ökade med 0,86 % i gruppen som fastade och 0,64 % i den andra gruppen. Benstyrkan ökade i samma nivå i båda grupperna.

Testosteron (ett anaboliskt hormon, ett manligt könshormon, men produceras också hos kvinnor i lägre nivåer, är ansvarigt för reproduktiva och sexuella utvecklingen) och IGF-1 (insulinliknande tillväxtfaktor 1, ett anaboliskt hormon som är viktigt för tillväxt) minskade i gruppen som fastade men inte i den andra gruppen. Blodsocker- och insulinnivåer reducerades och HOMA-IR (homeostasmodellbedömning – insulinresistens, beta-cellfunktion och insulinresistens kvantifieras genom denna metod) förbättrades i gruppen som fastade. Andra metaboliska förändringar som förekom i gruppen som fastade var ökade nivåer av adiponektin, minskade nivåer leptin, minskade nivåer av T3 (frigörs från sköldkörteln och påverkar alla organ och celler i kroppen), minskade nivåer av triglycerider, minskade nivåer av TNF-alfa (tumörnekrosfaktor-alfa, ett cellsignalprotein som är ansvarigt i inflammationsprocessen och är också viktigt för akutfasreaktionen) och IL-1 Beta (interleukin 1 beta, är ansvarigt i det inflammatoriska svaret) (1).

Om du utnyttjar periodvis fasta (16 timmars fasta) och utövar fysisk aktivitet samtidigt kommer du att bibehålla muskelmassa, reducera inflammationsmarkörer, reducera kroppsfett och reducera anabola hormoner såsom IGF-1 och testosteron (1). Resultatet av lägre kroppsfett i den tidigare beskrivna studien ovan i gruppen som fastade är orsakat av kaloriunderskott och tiden då måltiderna är konsumerade under dagen. En effekt av denna process är ökningen av adiponektin som interagerar med adenosin 5'-monofosfat-aktiverat proteinkinas (AMPK – ett enzym som är viktigt för homeostas och cellulär energi) och stimulerar peroxisomproliferatoraktiverad receptor-gamma-co-aktivator 1-alfa (PGC-1 alfa, är viktigt för regleringen av metabolismen av cellulär energi) proteinuttryck och mitokondriell biogenes (celler ökar massan av mitokondrier för att öka ATP-produktionen för att ge energi). Adiponektin är även effektivt i hjärnan där det ökar energiförbrukningen vilket leder till viktminskning (1).

I studien reducerades testosteron och IGF-1, men dessa resultat är inte skadliga för musklerna och kroppssammansättningen. Det är också visat i tidigare studier att koncentrationen av testosteron minskar hos män som följer en diet och konsumerar färre kalorier än vad kroppen gör av med. Resultaten av sänkta koncentrationer av IGF-1 är troligen orsakat av sänkta nivåer av leptin och ökade nivåer av adiponektin (1).

I denna aktuella studie (1) sjönk koncentrationen av insulin och blodsocker i gruppen som fastade vilka är bra faktorer för behandlingen av vissa sjukdomar. Koncentrationen av adiponektin ökade också och koncentrationen av insulin sjönk vilket kan associeras med högre insulinkänslighet. Adiponektin har även en väldigt kraftfull antiinflammatorisk effekt vilket leder till en minskning av inflammatoriska markörer, och när inflammatoriska markörerna sjunker framträder ett förhållande av en förbättrad insulinkänslighet. Inflammation kan utlösas av cytokiner såsom TNF-alfa via IKK-beta (hämmare av kappa-B-kinas-subenhet beta-kärnfaktor, är involverad i utlösningen av immunsvar) och JNK (c-Jun-N-terminal kinas, tillhör mitogenaktiverad proteinkinas (MAPK – är viktig för regleringen av genuttryck, cellproliferation, celldifferentiering, apoptos och cellöverlevnad) familjen och är ansvarig för celldöd) / NF-Kb-vägar (är viktig för gener involverade i inflammation, immunsvar och cellöverlevnad) som kan öka serin / treoninfosforylering (är transmembranproteiner som binder superfamiljmedlemmar av tillväxtfaktor beta som förvandlas) av insulinreceptorsubstrat 1 (är viktigt för att sända signaler från receptorer av IGF-1 och insulin till vägar för MAPK och intracellulära vägar av proteinkinas B (är viktigt för apoptos, glukosmetabolism och cellproliferation) / PI3K (är viktigt för cellproliferation, celltillväxt, cellmotilitet, celldifferentiering, intracellulär trafficking och cellöverlevnad)). Vidare kan IL-6 (Interleukin 6, fungerar som en antiinflammatorisk myokin (som svar på muskelkontraktioner frisätts dessa små proteiner av muskelceller) och en proinflammatorisk cytokin (små proteiner som är viktiga för cellsignalering)) minska insulinkänslighet i skelettmuskler genom att stimulera toll-like-receptorer-4 (TLR-4, ett protein som är viktigt för det medfödda immunsystemet) genuttryck genom STAT3 (aktiverare av transkription 3 och signaltransducer, en transkriptionsfaktor som är viktig för vissa cellulära processer såsom apoptos och cellproliferation) aktivering. Detta förhållande kan aktivera NF-Kb / IKK-beta som leder till produktionen av TNF-alfa (1).

Båda grupperna i den aktuella studien hade samma muskelmassa efter de åtta veckorna av träning och fasta/normalt ätande. Hos möss reduceras IGF-1 och testosteron av ett kaloriunderskott men inte hos människor på lång sikt, istället ökar koncentrationen av seruminsulinliknande tillväxtfaktorbindande protein 1 (IGFBP-1, ett protein som är viktigt för cellmetabolism och cellmigrering och binder IGF-1 och IGF-2). Lägre koncentrationer av IGF-1 är en bra faktor till att reducera risken för utvecklingen av cancer, men det är också en dålig faktor för att bygga muskler (1). Därför tror jag att du har två vägar att välja i ditt liv, om du vill vara så hälsosam som möjligt ska du sänka koncentrationerna av IGF-1 ett tag (gå ned i vikt) och reducera risken för utvecklingen av cancer eller kan du välja den andra vägen vilket är att bygga muskler och samtidigt ha en högre risk att utveckla cancer. Hursomhelst, risken för cancer är reducerad om du har lågt kroppsfett, så, kanske är det ett bra val att först gå ned i vikt och reducera kroppsfettet och efter det bygga muskler tills du har 12 – 14 % kroppsfett och sedan reducera kroppsfettet igen och repetera denna process tills du har nått din önskade kroppsvikt med din önskade procent av kroppsfett. Periodvis fasta är också en bra strategi för att främja autofagi (när kroppen gör sig av med trasiga cellulära celler såsom proteiner, organeller och cellmembraner) när det inte finns energi att inta för dem. Denna kroppsliga mekanism är en bra strategi för optimal muskelhälsa (1). Studiens konklusion är att periodvis fasta är en bra livsstil för atleter som vill bibehålla deras muskelmassa och göra sig av med fett samtidigt (1).

I en studie där de manliga deltagarna hade en normal kroppsvikt var de tvungna att fasta i 20 timmar per dag och konsumera mat under fyra timmar per dag. De åt en måltid per dag under de fyra timmarna i åtta veckor. Deltagarna var inte tillåtna att välja mat. Maten serverades varje kväll i fyra timmar i åtta veckor. Kroppsvikten reducerades efter de åtta veckorna av periodvis fasta. När deltagarna åt en måltid per dag (20-timmars fasta) var den genomsnittliga kroppsvikten 65.9 kg (146,44 lbs) ± 3.2 kg (7.11 lbs) och när den andra gruppen av deltagarna åt tre måltider per dag var den genomsnittliga kroppsvikten 67.3 kg (149,55 lbs) ± 3.2 kg (7.11 lbs). När deltagarna åt en måltid per dag var den genomsnittliga fettmassan 14.2 kg (31,55 lbs) ± 1.0 kg (2,22 lbs) och efter tre måltider per dag var den genomsnittliga fettmassan 16.3 kg (36,22 lbs) ± 1.0 kg (2,22 lbs).

Efter en måltid per dag var den genomsnittliga fettfria massan (muskelmassa) 50.9 kg (113,11 lbs) ± 0.4 kg (0,88 lbs) jämfört med tre måltider per dag 49.4 kg (109,77 lbs) ± 0.4 kg (0,88 lbs). Om du konsumerar en måltid varje kväll efter en 20-timmars fasta i åtta veckor skulle du öka muskelmassan och reducera fettmassan vilka är bra hälsofaktorer för många människor.

Den totala kolesterolkoncentrationen var 217 ± 5 mg/dl efter en måltid per dag jämfört med 191 ± 5 mg/dl efter tre måltider per dag. Lågdensitetslipoproteinet (LDL – vanligtvis kallat "det onda kolesterolet") var 136 ± 4 mg/dl efter en måltid per dag jämfört med 113 ± 4 mg/dl efter tre måltider per dag. Högdensitetslipoproteinet (HDL – vanligtvis kallat "det goda kolesterolet") var 62 ± 2 mg/dl efter en måltid per dag jämfört med 57 ± 2 mg/dl efter tre måltider per dag. Koncentrationerna av triglyceriderna var 93 ± 8 mg/dl efter en måltid per dag jämfört med 102 ± 8 mg/dl efter tre måltider per dag. Kroppsvikten var i genomsnitt lägre bland deltagarna i gruppen som konsumerade en måltid per dag eftersom de åt 65 färre kalorier än den andra gruppen. De konsumerade färre kalorier eftersom de kände sig mätta efter konsumtionen av alla kalorierna under endast fyra timmar per dag (2).

Forskning visar att användandet av periodvis fasta (fasta i 16 – 18 timmar per dag) gör att du upplever ökad vakenhet / spänning och ökad mental skärpa (11). Detta är något jag älskar med periodvis fasta. När du vaknar upp på morgnarna och inte äter förrän om sex till åtta timmar kommer du att vara mer fokuserad och driven. Detta är tiden då jag gör allt jobb såsom att skriva den här boken, söka artiklar, ringa viktiga telefonsamtal, städa min lägenhet och självklart träna. Du kommer att spara så mycket tid genom att inte äta efter varannan till var tredje timme per dag, istället kan du fasta och njuta av livet som jag gör.

Målet med att gå ned i vikt är att minimera förlusten av fettfri massa och maximera förlusten av kroppsfett för att dämpa nedgången av energiförbrukningen i vila och för att upprätthålla fysisk funktion som förhindrar viktökning (11). Målet med viktminskning är också att bibehålla muskelmassa (13). I en studie gjord på unga vuxna män som genomförde styrketräning och utnyttjade periodvis fasta (fasta i 16 timmar per dag) i åtta veckor bibehöll muskelmassan, förlorade lite fettmassa och förbättrade muskeluthålligheten. Denna studie led till en konklusion att periodvis fasta kombinerat med styrketräning är bra för att förbättra fysisk prestation (11).

Kapitel 8

Forskning om dieter och vissa makronäringsämnen

I en studie reducerade deltagarna antingen kaloriintaget till 1000 eller 1200 kalorier under en dag (22 deltagare) eller reducerade fettintaget till 22 eller 26 gram per dag (26 deltagare). Gruppen som reducerade fettintaget skulle konsumera 20 % av kalorierna från fett på en 1000 – 1200 kaloridiet vilket motsvarar 22 eller 26 gram fett per dag. Deltagarna var 39.2 ± 4.8 år gamla och 35.5 ± 5.4 år gamla och hade en kroppsvikt på 84.5 kg (187.7 lbs) ±

8.4 kg (18.6 lbs) och 80.2 kg (178.2 lbs) ± 5.8 kg (12.8 lbs) (14).

Resultatet av denna studie visade att gruppen som reducerade kaloriintaget förlorade 11.2 kg (24.8 lbs) ± 5.0 kg (11.1 lbs) under en sexmånaders period medan den andra gruppen som reducerade fettintaget förlorade 6.1 kg (13.5 lbs) ± 4.7 kg (10.4 lbs) under en sexmånaders period. Gruppen som reducerade kaloriintaget minskade kroppsfettprocenten medan den andra inte minskade kroppsfettprocenten. Metabolismen i vila minskade efter sex månader i gruppen som reducerade kaloriintaget. Dessa resultat visar att en diet där kalorierna reduceras är effektivare än en diet där fettintaget reduceras när det gäller viktminskning (14).

I en annan studie (13) var deltagarna tio kvinnor mellan åldern 23 – 39 år och hade en kroppsfettprocent mellan 29 – 49 %. Studiens längd var 105 dagar (15 veckor). Studien hade två faser där den första fasen var konstruerad för att bibehålla kroppsvikten. Under första fasen (bibehålla kroppsvikten) konsumerade deltagarna en frukost vid 08:00 – 08:30 och konsumerade 15 % av kalorierna under denna måltid, senare konsumerade de lunch vid 11:30 – 12:00 och konsumerade då 35 % av kalorierna under denna måltid, vidare konsumerade de middag vid 16:30 och konsumerade då 35 % av kalorierna under denna måltid och slutligen konsumerade de kvällsmat vid 20:00 – 20:30 och konsumerade då 15 % av kalorierna under denna måltid (13).

I den andra fasen av studien konsumerade den första gruppen (konsumerade fler kalorier tidigare på dagen) 35 % av kalorierna vid frukost och 35 % av kalorierna vid lunch och sedan 15 % av kalorierna vid middag och 15 % av kalorierna vid kvällsmat medan den andra gruppen (konsumerade fler kalorier senare på dagen) konsumerade 15 % av kalorierna vid frukost, 15 % av kalorierna vid lunch, 35 % av kalorierna vid middag och 35 % av kalorierna vid kvällsmat. Sammansättningen av makronäringsämnena var följande: 18.1 ± 1.2 % protein, 59.7 ± 1.4 % kolhydrater och 22.3 ± 0.7 % fett. Under studien gjorde deltagarna varierande träning. Om du vill läsa mer om träningsprotokollet kan du ta en titt på artikeln i referenserna nedan (13).

Resultaten visade att gruppen som konsumerade fler kalorier tidigare på dagen förlorade mer vikt och fettfri massa än den andra gruppen. Den andra gruppen som konsumerade fler kalorier senare på dagen förlorare mer kroppsfett i procent än den andra gruppen. I början av studien hade gruppen som konsumerade fler kalorier senare på dagen 36.3 ± 2.2 % kroppsfett vilket reducerades till 33.8 ± 2.3 % kroppsfett efter sex veckor. Den andra gruppen hade 35.3 ± 2.2 % kroppsfett i början av studien vilket reducerades till 33.5 ± 2.3 % kroppsfett efter sex veckor.

Gruppen som konsumerade fler kalorier senare på dagen förlorare mer fettmassa i första fasen (13).

I fas ett förlorade deltagarna 3,79 kg (8.42 lbs) ± 0.15 kg (0.33 lbs) kroppsvikt och i fas två förlorade de 3.38 kg (7.51 lbs) ± 0.31 kg (0,68 lbs). I fas ett förlorade deltagarna 3.38 kg (7.51 lbs) ± 0.16 kg (0.35 lbs) fettmassa och i fas två förlorade de 2.35 kg (5.22 lbs) ± 0.20 kg (0.44 lbs). I fas ett förlorade deltagarna 0.46 kg

(1.02 lbs) ± 0.21 kg (0.46 lbs) fettfri massa och i fas två
förlorade de 1.06 kg (2.35 lbs) ± 0.20 kg (0.44 lbs) (12).
Konklusionen av denna studie var att en bra
viktminskning är karakteriserad av att minimera förlusten
av fettfri massa och att konsumera stora måltider som
innehåller fler kalorier på kvällen kan leda till detta (13).

I en annan studie utnyttjade deltagarna en låg-
kolhydratdiet för att gå ned i vikt. Av 891 deltagare var
det endast 96 deltagare (10.8 %) som gick ned i vikt på
låg-kolhydratdieten (15). Deltagarna som konsumerade
lite kolhydrater konsumerade fler kalorier från fett såsom
enkelomättade-, mättade och fleromättade fettsyror, fler
kalorier från proteiner och färre kalorier från kolhydrater
än den andra gruppen som utnyttjade en diet där
kolhydraterna inte var exkluderade. Deltagarna som
konsumerade färre kolhydrater tränade också mindre än
den andra gruppen. Låg-kolhydratdieten rapporterade
också minskad hunger än den andra gruppen (15).
Låg-kolhydratgruppen gick ned 3.8 kg (8.4 lbs) ± 8.9 kg
(19,77 lbs) i kroppsvikt efter ett år, 4.5 kg (10 lbs) ± 8.0

kg (17,77 lbs) i kroppsvikt efter två år och 6.5 kg (14.4

lbs) ± 8.5 kg (18,88 lbs) i kroppsvikt efter tre år medan

den andra gruppen som konsumerade mer kolhydrater

gick ned 2.3 kg (5.1 lbs) ± 5.4 kg (12 lbs) i kroppsvikt

efter ett år, 4.0 kg (8.8 lbs) ± 8.0 kg (17,77 lbs) i

kroppsvikt efter två år och 4.7 kg (10.4 lbs) ± 9.1 kg

(20.2 lbs) i kroppsvikt efter tre år.

Konklusionen av denna studie var att det inte är en stor

skillnad om du konsumerar mer kolhydrater eller mindre

kolhydrater när det gäller viktminskning (15).

Som jag skrev ovan, målet med viktminskning är att

minimera förlusten av fettfri massa och i en studie där

deltagare konsumerade 22 – 29 % protein av

energiintaget resulterade det i mindre förlust av fettfri

massa än deltagare som konsumerade 12 – 20 % protein

av energiintaget (16).

Konklusionen av denna studie gjord på råttor var att ett

högt proteinintag är nödvändigt för att minimera

förlusten av fettfri massa på en diet där du äter i

kaloriunderskott. Intressant var att tiden då du

konsumerar proteinet inte spelar någon roll, detta betyder att du kan konsumera ditt protein i två måltider per dag eller till och med i en måltid per dag (16).

I en annan studie där protein var huvudämnet som analyserades visade det sig att protein hjälper dig att känna mättnad och mindre hunger vilket är associerat med diet-inducerad termogenes. Protein är mättande än fett och kolhydrater på kort sikt och lång sikt. Vad som orsakar mättnadseffekten är aktiveringen av termogenesen när du konsumerar protein. Protein är också viktigt när det kommer till kroppsviktreglering på grund av dess effekt på kroppssammansättning och termogenes. På kort sikt (under 24 timmar) de "snabba" proteinerna gör att du känner mer mättnad än de "långsamma" proteinerna och protein från djur orsakar en högre termogenes än protein från grönsaker. När det kommer till effekten av termogenes och mättnad på lång sikt spelar det ingen roll vilken typ av proteinkälla du väljer eftersom de har liknande effekter.
Höga proteindieter påverkas bara på kroppsviktförlust när en individ är kaloriunderskott. När mer protein

konsumeras i kaloriunderskott är effekterna förbättrad
metabolisk profil, förbättrad kroppssammansättning och
lägre kroppsvikt på grund av mättnad,
kroppssammansättning, energieffektivitet, termogenes
och förbättrad metabolisk profil (17).

I en annan studie genomförd på både män och kvinnor
visade det sig att 500-kaloriunderskott (500 kalorier
under upprätthållande) med antingen 1.6 g protein /
kroppsvikt i kg eller 0.8 g protein / kroppsvikt i kg
resulterade i 9.9 – 11.2 % viktminskning hos överviktiga
individer.
Gruppen som konsumerade 1.6 g protein / kroppsvikt i kg
förlorade 14.3 ± 11.8 % fettmassa medan den andra
gruppen som konsumerade 0.8 g protein / kroppsvikt i kg
förlorade 9.3 ± 11.1 % fettmassa. Intressant var att
kaloriintaget var lika i båda grupper (18).
I en annan studie visade det sig att 15 % protein av det
totala energiintaget resulterade i 11.4 kg (25.3 lbs) ± 3.8
kg (8.4 lbs) viktnedgång och 37.5 % av denna
viktnedgång var förlust av muskelmassa. I samma studie
visade det sig att 30 % protein av det totala energiintaget

resulterade i 8.4 kg (18.6 lbs) ± 4.5 kg (10 lbs)

viktnedgång och endast 17.3 % av denna viktnedgång var

muskelförlust.

Enligt denna studie är ett proteinintag av 25 – 30 % av

det totala energiintaget ett bra mål att sikta på för att

skydda muskelförlust när man är i kaloriunderskott (18).

Det har också visat sig att ett högre intag av protein per

kroppsvikt i kg (2.2 g / kg kroppsvikt) resulterar i mindre

kroppsfettmassa, mindre LDL-kolesterol och total

kolesterol och mindre nivåer av triglycerider. Detta

syntes inte i den andra gruppen som konsumerade 1.1 g

protein / kg kroppsvikt.

Proteinkällan du bör konsumera, enligt denna ovan

beskrivna studie, är protein från djur eftersom de har en

högre mängd av essentiella aminosyror som är bra för

stimuleringen av fettförbränning (18).

I en studie genomförd på människor visade det sig att

deltagarna som konsumerade måltider efter 20:00 hade

större möjligheter för att utveckla ökat BMI, fetma och

minskad insulinkänslighet oberoende av när deltagarna

gick och la sig eller hur länge de sov (19).

Detta betyder att vi inte borde konsumera vår sista måltid senare än 20:00.

När dieten LCHF (lite kolhydrater och mycket fett) utnyttjas elimineras nästan alla kolhydrater vilket resulterar i otillräckligt med glukos till hjärnan och därför kommer hjärnan att producera ketoner. Ketoner gör att hjärnan fungerar, men glukos är effektivare för hjärnan. LCHF kommer att leda till minskad insulinkänslighet eftersom hjärnan behöver glukos senare och därför sparar kroppen glukos till ett annat tillfälle. Många människor har knappt något blodsocker när de följer LCHF-dieten, men de har höga nivåer av insulin. När kolhydraterna elimineras ökar nivåerna av noradrenalin och kortisol och dessa två hormoner försämrar immunsystemet och muskelmassan, de tar även bort kolhydraterna som hittas i levern. Noradrenalin gör oss irriterade och snåla (20). När kolhydrater exkluderas från dieten minskar produktionen av serotonin vilket är ett hormon som gör oss glada, lugna och bidrar till en bra sömn under natten. För låg produktion av serotonin kan leda till ett impulsivt och aggressivt beteende. När kolhydrater elimineras från dieten och ersätts med fett visar forskningen att risken för kardiovaskulära sjukdomar ökar på grund av ökade nivåer av LDL. Allt detta händer när kolhydrater elimineras. I en studie där deltagare antingen konsumerade en kolhydratrik diet eller en diet utan kolhydrater visade resultaten att båda dieterna leder till samma viktnedgång, men deltagarna som inte konsumerade kolhydrater kände sig mer deprimerade än den andra gruppen (21).

När du konsumerar din mat bör du alltid tänka "ÄT SMART" vilket står för Större andel vegetabilier, Mindre andel "tomma kalorier, Andelen ekologiskt ökar, Rätt kött och grönsaker, Transportsnålt (22).

Nordiska Näringsrekommendationer 2012 (NNR 2012) rekommenderar att alla individer borde öka intaget av fisk och skaldjur, frukt och bär, nötter och frön och grönsaker och baljväxter. NNR 2012 rekommenderar också att alla individer borde byta ut smör och smörbaserade produkter mot vegetabiliska oljor och vegetabiliska fettoljor, byta ut mejeriprodukter med hög fetthalt till mejeriprodukter med låg fetthalt och byta ut raffinerade spannmål till fullkorn. NNR 2012 rekommenderar också alla individer att begränsa intaget av salt, processat kött, rött kött, alkohol och drycker och mat med tillsatt socker (23).

NNR 2012 rekommenderar också att en obalanserad diet som inte når kraven på näringsämnen inte bör kompletteras med tillskott som innehåller antioxidanter och vitaminer under en lång tid eftersom det har visat sig att dessa tillskott kan öka risken av negativa hälsoeffekter inkluderat dödlighet. Istället borde den obalanserade dieten bli balanserad genom att öka de bristande näringsämnena (24).

Ett lågt energiintag anses vara ett energiintag mellan 1552 kalorier och 1910 kalorier och dessa låga energiintag resulterar i en högre risk för ett otillräckligt intag av mikronutrienter (vitaminer och mineraler). Ett väldigt lågt energiintag anses vara ett energiintag under 1552 kalorier och detta låga energiintag är ofta associerat med betydande risk av otillräckligt intag av

mikronutrienter (24). Väldigt låga energiintag är
huvudsakligen relaterade till en låg kroppsvikt eller en
väldigt låg nivå av fysisk aktivitet. När en individ har en
låg kroppsvikt har han eller hon också mindre
muskelmassa vilket resulterar i lägre energiförbrukning.
För att förhindra väldigt låga energiintag och låga
energiintag rekommenderar NNR 2012 att nivån av
fysisk aktivitet ska ökas så att individerna kan konsumera
mer mat och nå kraven på mikronutrienterna och
makronutrienterna och fortfarande gå ned i vikt. För låga
energiintag och väldigt låga energiintag rekommenderar
NNR 2012 att ett kosttillskott av multivitaminer ska
användas för att nå kraven på alla mikronutrienter (25).

I detta kapitel skulle jag även vilja ta upp varför vatten är
viktigt. Det är väldigt viktigt att dricka tillräckligt med
vatten för att må bra annars kan skadliga konsekvenser
uppstå. Om du har en mild uttorkning som definieras som
en förlust av 1 – 2 % av kroppsvikten på grund av
vätskeförluster kan konsekvenserna bli förlust av aptit,
huvudvärk, yrsel och trötthet. Om du har en uttorkning
som överstiger 3 – 5 % av kroppsvikten kan

konsekvenserna bidra till värmeslag och minskad styrka och uthållighet. Om du har förlorat 15 – 25 % av din kroppsvikt i vatten är konsekvenserna dödliga. Även om du konsumerar för mycket vatten under en kort tidsperiod kan konsekvenserna bli ökad risk för hyponatremi (låga nivåer av natrium i blodet) under graviditet och vattenförgiftning (26).

Kapitel 9

Hälsofördelar av fysisk aktivitet

Vi kan börja med en definition av fysisk aktivitet: "Fysisk aktivitet inkluderar alla kroppsrörelser av skelettmuskeln som resulterar i ökad energiomsättning över den i vila. Fysisk aktivitet innefattar således alla kroppsrörelser oavsett syfte eller sammanhang". Detta är definitionen jag alltid använder när jag definierar fysisk aktivitet eftersom jag lärde mig den under min utbildning och jag tycker att den beskriver hela termen väldigt bra (27).

Fysisk aktivitet hjälper till att reducera risken för kroniska sjukdomar såsom kardiovaskulära sjukdomar. Fysisk aktivitet hjälper också till att förbättra kognition, minska risken för depression och har ett positivt sammanhang med kroppsvikten. Forskare säger att mer än 150 minuter av måttlig fysisk aktivitet per vecka kan förhindra viktuppgång och främja viktnedgång (12). Fysisk aktivitet hjälper också till att förbättra konditionen, öka muskelstyrkan, bekämpa kardiovaskulära sjukdomar, öka livslängden och förhindra diabetes typ 2 (28).

I en studie där kvinnor tränade i 170 minuter per vecka visade det sig att de förlorade mer vikt än kvinnor som tränade i 93 och 96 minuter per vecka (12).

Fysisk aktivitet hjälper också till att motverka de negativa konsekvenserna av fetma genom att minska bukfett, öka insulinkänslighet, reducera blodtryck, öka mobiliseringshastigheten för fettsyror, reducera underhudsfett, öka metabolism och fettoxidation och öka aktiviteten av lipolys i muskler (27).

Fler hälsofördelar från en annan källa är att fysisk aktivitet hjälper till att reducera risken av vissa cancerformer (tjocktarmscancer och bröstcancer), stärka dina ben och muskler och förhindrar äldre människor att falla. Det är helt säkert att utföra måttlig intensitet såsom en snabb promenad när det kommer till skador i början vilket innebär att risken för att bli skadad när man utför måttlig intensitet är väldigt låg.

Det är väldigt viktigt att du börjar din första träning väldigt långsamt eftersom risken av hjärtattacker kan öka när du utför en aktivitet som är väldigt intensiv än vad du är van vid, som att springa 1600 m (1 mile) på 5 minuter. Istället är det bättre att gradvis öka nivån av aktivitet för att undvika skador. Om du har ett kroniskt hälsotillstånd såsom diabetes, artrit eller hjärtsjukdom är det VÄLDIGT VIKTIGT att du har en dialog med din läkare om träningsprogrammet och kostschemat som du ska följa. Det är viktigt att du undviker att vara inaktiv och även måttlig intensitet av aerobisk aktivitet såsom promenader, löpturer, cykelturer och simturer är fördelaktiga för dig (29).

Å andra sidan, fysisk inaktivitet med definitionen "Fysisk inaktivitet inkluderar all aktivitet som inte resulterar i en energiomsättning över den i vila. Alla aktiviteter som motsvarar 1.0 – 1.5 MET". Fysisk inaktivitet kan vara väldigt skadligt på lång sikt. Fysisk inaktivitet leder till bristen på muskelkontraktioner, kroppsfettoxidation minskar (lipoproteinlipas minskar vilket katalyserar hydrolys av triglycerider i VLDL (väldigt lågt densitetslipoprotein – är ett lipoprotein som formas av apolipoproteiner och kolesterol i levern och transporterar produkter inuti kroppen) och kylomikroner (lipoproteinpartiklar som transporterar lipider från kosten till hjärtvävnad, skelettmuskelvävnad och fettvävnad) till och med IL-6 minskar), mängden av visceralt fett ökar (ektopiskt fett som är känsligt för inflammation), mängden av makrofager (en vit blodcell som inte smälter friska kroppscellers proteiner, istället smälter makrofager främmande ämnen, cancerceller, cellulärt skräp och bakterier genom fagocytos – makrofagernas matsmältningsprocess) ökar på grund av större fettceller vilket leder till fler proinflammatoriska adipokiner (cytokiner som främjar inflammation och utsöndras från immunceller såsom makrofager och T-hjälparceller – viktiga i det adaptiva immunsystemet), systemisk inverkan såsom insulinresistens, neurodegenerering (nedsatt funktion eller struktur av neuroner, även död av neuroner), ateroskleros (en sjukdom där plack bildas och insidan av en artär smalnar på grund av plack) och tumörtillväxt som kan leda till kardiovaskulära sjukdomar, typ 2 diabetes, tjocktarmscancer, bröstcancer och depression (27).

Under de första sex till sju veckorna av styrketräning ökar din styrka på grund av neurala anpassningar i nervsystemet. Dessa neurala anpassningar kommer från förbättrad teknik där du genomför rörelserna.
När du använder dig av styrketräning kan du förvänta dig endokrina justeringar såsom ökat testosteron, tillväxthormon, kortisol (ett steroidhormon som utsöndras som svar på låga koncentrationer av blodglukos och stress, hormonet dämpar immunsystemet och ökar blodsockret), noradrenalin, adrenalin (även känt som epinefrin, är ett hormon som är viktigt i kamp-eller-flykt

beteendet genom att öka blodsocker och blodflödet till muskler), IGF-1 och insulin. IGF-1 och insulin är viktiga för anabola processer (när du växer och bygger muskler) (27).

När du använder dig av styrketräning kan du välja att träna med fria vikter såsom skivstänger, hantlar etc eller kan du välja att träna med maskiner. De båda alternativen har fördelar och nackdelar.
Fördelarna med styrketräningsmaskiner är: bra muskelbyggnning, lättare för nybörjare, styrd rörelse, bra rehabilitering och övning av träning, tränar de muskler som ska tränas, liten skaderisk och ett utmärkt sätt att lära känna musklerna (27).

Nackdelarna med styrketräningsmaskiner är: de är sällan så välutformade att de passar alla individer, ökning av styrka överförs inte till sport, liten/ingen stimulus på stabiliseringsmusklerna, långsam rörelse, explosiv styrketräning är svår att genomföra (27).

Fördelarna med fria vikter: utvecklar bra rörlighet, bra träning för aktiva atleter, oändlig variation av varje typ av övning, bra muskelbyggning, effektiv i både koncentrisk- och excentrisk fas, utvecklar fart och explosivitet, utmärkt stimulering på stabiliseringsmusklerna, möjliggör flera nivåer av rörelser och är mångsida (27).

Nackdelarna med fria vikter: ibland behövs ytterligare assistenter, kan ge lägre överföringskraft i förhållande till sportmoment, huvudmotstånd i vertikalplanet, vid fel belastning ökar risken för skador (27).

Rekommendationerna av fysisk aktivitet enligt NNR 2012 är för vuxna: 150 minuters måttlig intensitet eller 75 minuters hög intensitet per vecka. För barn och ungdomar: 60 minuters måttlig till väldigt påfrestande fysisk aktivitet per dag.
Alla rekommenderas att minska stillasittandet (30).

När du tränar är det viktigt att du dricker tillräckligt med vatten eftersom prestationen börjar att bli påverkad av förlust av 2 % av kroppsvikten. Om du förlorar 5 % av kroppsvikten i vatten kommer din prestation att bli reducerad med ungefär 30 %.

Om du inte dricker tillräckligt med vatten kommer det leda till konsekvenser som minskat blodflöde i huden, minskad blodvolym, minskad värmeöverföring, minskad svettmängd, ökad användning av muskelglykogen och ökad inre temperatur.

Du kan kolla på ditt urins färg om du är i vätskebalans eller icke-vätskebalans. Om du är i vätskebalans ska ditt urins färg vara vitt och klart och om du är i icke-vätskebalans ska ditt urins färg vara gult och mörkgult.

Här är ett bra tips för att vara i vätskebalans innan, under och efter ett träningspass:

Om du tränar i normalt klimat i 30 – 60 minuter räcker det med kallt vatten.

Om du ska träna under en lång tidsperiod såsom att springa, då bör du dricka 0.5 L vatten två timmar innan träningen. Precis innan träningen bör du dricka 0.5 L vatten. Under träningen bör du dricka 120 – 180 ml vatten efter var 15:e – 20:e minut. Efter träningen bör du dricka 150 % eller mer av viktnedgången men inte allt på en gång förstås (28).

Om du tränar regelbundet kan du fundera över dessa faktorer: vilka är mina måltider före, under och efter träning / tävling? Är jag i energibalans (upprätthåller kroppsvikten)? Har jag strategier om vätska? Har jag en bra tid då jag äter måltiderna? Behöver jag tillskott? Är det något jag inte borde äta / dricka i samband med träning? Har jag bra allmän kunskap om näringslära? (28).

Kapitel 10
Rekommendationer om sömn

Sömn är väldigt viktigt för din hälsa. Om du inte sover de timmarna du behöver per dag kan din hälsa påverkas negativt. The National Sleep Foundation skriver att om du till exempel sover i 4 – 5 timmar per dag under en lång tidsperiod kommer din hälsa att påverkas negativt (31).

Här är rekommendationerna av hur mycket sömn du behöver enligt National Sleep Foundation:

Om du är 14 – 17 år gammal är din rekommenderade sömn per dag 8 – 10 timmar.

Om du är 18 – 25 år gammal är din rekommenderade sömn per dag 7 – 9 timmar.

Om du är 26 – 64 år gammal är din rekommenderade sömn per dag 7 – 9 timmar.

Om du är äldre än 65 år gammal är din rekommenderade sömn per dag 7 – 8 timmar (31).

Kapitel 11
Fysiologi

I detta kapitel ska jag skriva om hur kroppen, mestadels magtarmkanalen (GI) fungerar och är uppbyggd. Detta kommer att ge dig en bättre förståelse av hur du fungerar som en människa. När jag har skrivit om fysiologin kommer jag att gå direkt över till näringsdelen där jag kommer att skriva om vitaminer, mineraler, kolhydrater, proteiner och fett så att du får en bättre förståelse av hur dessa näringsämnen påverkar din kropp. Så, låt oss börja med fysiologin.

GI-kanalen och matsmältningsprocessen

GI-kanalen är nästan samma sak som matsmältningsprocessen där båda är runt 7 – 10 m från läpparna till ändtarmen. I GI-kanalen hittar vi svalget (pharynx), matstrupen (esophagus), levern (hepar) magsäcken (ventriculus – fundus, corpus, antrum, (delar i magsäcken)), gallblåsan (vesical fellea), bukspottkörteln (pancreas), tunntarmen (tolvfingertarmen "duodenum", tomtarmen "jejunum", krumtarmen "ileum", delar i tunntarmen), tjocktarmen (blindtarmen "caecum", den uppåtstigande tjocktarmen "colon ascendens", den tvärgående tjocktarmen "colon transversum", den nedåtstigande tjocktarmen "colon descendens" och det s-formade slutet av tjocktarmen "colon sigmoideum", delar i tjocktarmen), ändtarmen och blindtarmen (appendix)

(32). Orden inom parentes är det latinska namnet på organen och delarna som är inkluderade i det specifika organet, till exempel, tjocktarm, där namnen i parenteserna är delar i tjocktarmen.

Det finns fyra olika processer i GI-kanalen; matsmältningen (där olika näringsämnen smälts av organen), utsöndringen (Hcl (saltsyra), galla, bikarbonat, enzymer och saliv), absorptionen (där olika näringsämnen absorberas av organen) och peristaltik, motilitet (transporterar och blandar maten framåt i matsmältningsprocessen) (32).

Matsmältningsprocessen styrs autonomt. Den första kontrollstationen i matsmältningsprocessen är **salivavsöndringen**. Saliv är uppbyggt av slem som binder vatten vilket gör saliv slemmigt. Saliv är uppbyggt av 99 % vatten, mucin, Ca^{2+} (kalciumjoner), PO_4^{3-} (fosfat), bikarbonat, amylas (ptyalin – vilket bryter ner stärkelse), immunoglobuliner, lysozymer, lipas (inte från spottkörtlar). Enzymet alfa-amylas kan endast bryta ner kolhydrater och inte fett och protein. Saliv är antibakteriellt (32). Du får mer saliv när du ser, smakar, tänker på, känner doften av mat och har mat i munnen. Det autonoma nervsystemet styr salivutsöndringen; det parasympatiska nervsystemet (har den motsatta effekten av det sympatiska nervsystemet och när flykt-och-kampbeteendet är borta aktiveras det parasympatiska nervsystemet) gör saliv vattnigt och det sympatiska nervsystemet gör saliv trögflytande (32). GI-kanalen är till mestadels kontrollerad av nervus vagus medan salivutsöndringen stimuleras av XII och IX kranialnerver. Det finns också tre par spottkörtlar vilka är glandular mandibularis (längre in i munnen), glandula sublingualis (under tungan) och glandula parotis (uppe i gommen och här produceras det mesta av saliven – maximala produktionen är 4 ml / min). Spottkörtlarna producerar ca 1500 ml saliv per dag. När du tuggar kostar det 1 – 2 % av energiintaget (33).

Den andra kontrollstationen i matsmältningsprocessen är **matstrupen och övre magmunnen**. När du sväljer inkluderar du 14 muskelgrupper. När du sväljer stängs luftstrupen. Hela matstrupen är 20 – 25 cm lång. Maten vi äter transporteras genom matstrupen via peristaltiska vågor som tar ca 10 sekunder. Detta betyder att vi kan stå på huvudet och dricka och äta eftersom maten kommer att pressas ner. När du har svalt maten åker maten inte upp igen eftersom den nedre sfinktern (ringmuskel) är sammankopplad med övre magmunnen (33).

Den tredje kontrollstationen i matsmältningsprocessen är **magsäcken (ventriculus)**. Magsäckens volym är ca 50 – 1500 ml. I magsäcken är det 0.1 M saltsyra, en vätejon/kaliumjon – ATPase-parietal (saltsyran transporteras via parietalceller). I magsäcken finns det också en vätejon / kaliumjon-antiportpump som blockeras med läkemedlen när syran överproduceras (31). Fundus är den översta delen av magsäcken, body är den mellersta (utsöndrar saltsyra, pepsinogen och slem), och antrum är den nedersta delen (utsöndrar pepsinogen, slem och gastrin) (32).

Via pylorussfinktern gör magsäcken 3 – 4 tömningar per minut. Transporten genom magsäcken tar ca 40 minuter för vätska och ca två timmar för mat som inte är vätska. Magsäcken innehåller också 8 pepsiner från chefsceller vilka är Pepsin A, B, C (gastricsin) och D (chymosin).

Det finns också en faktor som kallas för "intrinsic factor" som binder vitamin B12 i magsäcken genom att producera REM-proteiner som för vitamin B12 till tolvfingertarmen och släpper det där så att intrinsic factor kan binda vitamin B12 istället.

Vissa personliga tränare utan tillräcklig utbildning säger att om man äter rätt protein får du en bättre absorption i kroppen. Detta är ett väldigt dåligt argument och det är superfalskt eftersom allt protein som du konsumerar förstörs i magsäcken av saltsyran.

I magsäcken finns det ett skydd på ca 0.3 mm vilket gör absorptionen av maten långsammare men vävnaden skyddas (33).

De exokrina körtlarna i magsäcken blandar magsaft med mat (kymus). Magsaften består av saltsyra och intrinsic factor, pepsinogen (chefsceller), mucin (mucinproducerande celler och bikarbonat), somatostatin (D-celler) och histamin (ECL-celler).

Pepsin aktiveras av pepsinogen när saltsyra finns närvande. Pepsin är ett proteas som bryter ner proteiner.

Utsöndringen av saltsyra stimuleras av histamin och gastrin och hämmas av somatostatin (32).

Maten i magsäcken transporteras framåt med hjälp av peristaltik. Pacemakerceller ger tre spontana repolarisationer / depolarisationer varje minut, detta är den elektriska rytmen i magsäcken. Om magsäcken inte får stimuli från hormoner eller nerver kommer inte maten att transporteras framåt. När vi konsumerar mer mat i en sittning (periodvis fasta) får magsäcken starkare kontraktioner (mer aktionspotentialer) vilka kan transportera maten vidare. I fundusdelen i magsäcken börjar de peristaltiska vågorna. När maten når antrumdelen i magsäcken pressas små mängder kymus genom pylorussfinktern till tolvfingertarmen. När både pylorussfinktern och antrumdelen är kontraherade börjar maten att blandas. Hastigheten på tömningen av magsäckens innehåll till tolvfingertarmen beror på vad maten innehåller. Kymus kan bli absorberad och nedbruten med hjälp av nervsignaler i det enteriska nervsystemet och hormonutsöndring från tunntarmen (32).

Den fjärde kontrollstationen i matsmältningssystemet är
tolvfingertarmen (duodenum). Tolvfingertarmen är 20
cm lång med ett Ph på 7 – 8. Ph:t i magen var 1. I
tolvfingertarmen är det en hel del frisläppningar av
exokrina bukspottkörteln: lipas + co-lipas (binder till
lipas som bryter ner fett), acinar (zymogener), Rnaser,
alfa-amylaser, Dnaser, kymotrypsin, trypsin (aktiveras
via enterokinas)) och karboxipeptidas.

Frisläppningen från gallgången är bikarbonat och
frisläppningarna från gallblåsan är gallsalter som bryter
ner fettsyror och fettämnen.

I tunntarmen är det ett 0.2 mm slemskikt som skydd (33).

Den femte kontrollstationen i matsmältningssystemet är
tomtarmen (jejunum). Tomtarmen är ungefär 1 m lång
med en stark förstoring av ytan som är uppbyggd av
veck, villi (0.5 – 1 mm; 10 – 40 mm^2), mikrovilli
(borstbräm). De exokrina cellerna släpper ut amylas och
aminopeptidaser. Den enzymatiska aktiviteten i
borstbrämen är varierande socker-slimmande enzymer.

I tomtarmen är det ett 0.15 mm slemskikt som skydd
(33).

Den sjätte kontrollstationen i matsmältningssystemet är
krumtarmen (ileum). Ytan är mindre än tomtarmen.
Maten transporteras genom hela tunntarmen på ca 3 – 5
timmar. En stor del av gallsaltsåterupptagningen sker i
krumtarmen. I den nedre krumtarmen sker absorptionen
av vitamin B12. Receptorerna av intrinsic factor hittas
också i krumtarmen.
I krumtarmen är det ett 0.5 mm slemskikt som skydd
(33).

Hela tunntarmen är starkt veckad med villi (gallgång) och
med epitelceller med mikrovilli på dess yta. Det är
epitelcellerna som absorberar näringsämnen med en
absorptionsyta på ca 200 m^2 hos en vuxen person.
Tunntarmen utsöndrar ca 1500 ml av tarmsaft varje dag
som innehåller Na$^+$ (natriumjoner), HCO3 (bikarbonat),
Cl (klor), vatten och slem (skyddar epitelcellerna mot
enzymer i matsmältningsprocessen). Tunntarmen bryter
ner proteiner, kolhydrater och fetter med hjälp av

enzymer i galla och mikrovilli och enzymer i bukspottkörteln.

När tunntarmen rör sig kallas det motilitet och det sker i olika segment så kallat segmentering. Denna segmentering sker med pacemakerrytm. I krumtarmen är det nio kontraktioner per minut och i tolvfingertarmen är det 12 kontraktioner per minut. När tunntarmen rör sig blandas kymus och rör sig framåt mot tjocktarmen (32).

Den sjunde kontrollstationen i matsmältningssystemet är **tjocktarmen**. Kymus kommer in till tjocktarmen genom en sfinkter. I tjocktarmen har du en stor del av din bakterieflora. I tjocktarmen produceras kortkedjiga fettsyror (SCFA) såsom smörsyra, propansyra och butansyra. Dessa SCFA:er är enterocyternas favoritmat (33). SCFA:erna produceras när fibrer inte bryts ner av bakterierna (32). I tjocktarmen absorberas huvudsakligen vatten. Jag har glömt att nämna det maskformade bihanget och blindtarmen, men dessa har ingen betydelse för matsmältningssystemet.

I tjocktarmen är det ett 0.8 mm slemskikt som skydd. Slemskiktet gör absorptionen av mat långsammare men

det skyddar tjocktarmen från sårskador eftersom
vatteninnehållet har minskat och detta gör maten hårdare
och kan skada tarmen (33).

Via den ileocekala sfinktern når kymys cecum (början till
tjocktarmen). Denna sfinkter slappnar av efter varje
måltid och stänger av tjocktarmens utsträckning för att
förhindra kymus att gå bakåt. Omkring 1500 ml av
kymus per dag reduceras till omkring 200 – 250 g
avföring varje dag. Kymus transporteras i tjocktarmen i
ca 18 – 24 timmar. I tjocktarmen produceras vitamin K
av bakterierna. Bakterierna i tjocktarmen kan inte gå in i
kroppen eftersom där är en lymfvävnad i tarmväggen
(32).

Var 30:e minut rör sig tjocktarmen, så kallat,
segmentering vilket stimuleras av det parasympatiska
nervsystemet och hämmas av det sympatiska
nervsystemet. Två till fyra gånger per dag förekommer
det så kallade massrörelser i tjocktarmen som uppstår
efter varje måltid. Kontraktionerna (segmentering) sker i

första delen av tjocktarmen där tjocktarmen pressar kymus mot anus (32).

Den sista kontrollstationen i matsmältningssystemet är **ändtarmen**. 2 – 3 gånger per dag fylls ändtarmen upp av starka peristaltiska vågor. Två muskellagren kontrollerar anus, ett inre som kontrolleras autonomt och ett yttre tvärsnitt som kontrolleras av människans vilja. All typ av nedbruten föda transporteras via leverns portådersystem till levern förutom vaskulära systemet (33).

Ändtarmen är vanligtvis tom, men när ändtarmens väggar är utsträckta vilket händer när kymus kommer dit börjar defekterna av reflexer vilka orsakar kymus i det s-formade slutet av tjocktarmen (colon sigmoideum – sista delen i tjocktarmen) och hela ändtarmen att kontraheras samtidigt. När den inre analsfinktern slappnar av måste vi gå på toaletten och göra våra behov. Om du inte gör dina behov när kymus är i ändtarmen kommer det att transporteras bakåt till colon sigmoideum med hjälp av antiperistaltiska rörelser. Kymus kan enbart lämna anus när den yttre analsfinktern slappnar av. Det är inte bra att

inte göra dina behov när kymus är i ändtarmen, eftersom
när kymus går tillbaka till colon sigmoideum kommer det
att bli hårdare och det kommer att göra ont i anus när du
ska göra dina behov nästa gång. Detta kan vara väldigt
smärtsamt på lång sikt eftersom din mage kan påverkas
negativt. Så, när du behöver gå på toaletten bör du gå på
toaletten för att undvika dessa magproblem (32).

Ett annat organ i GI-kanalen är levern eller så kallat
hepar på latin. Levern utsöndrar och producerar
bikarbonat och galla till tunntarmen. Levern tar hand om
näringsämnen efter att de har absorberats. Levern
omvandlar vitamin D till Kalcitriol och producerar IGF-
1, angiotensinogen, kolesterol, plasmaproteiner och
koagulationsfaktorer som fibrinogen och protrombin.
Levern avaktiverar och omvandlar också en hel del
substanser såsom läkemedlen, hormoner och toxiner.
Levern väger ca 1.5 kg (3.33 lbs) och är försedd med
blod från portådern från tarmen och från leverådern
(artery hepatica). Alla absorberade näringsämnen i blodet
från GI-kanalen passerar levern genom vena cava inferior
innan de når resten av kroppen (32).

I kroppen producerar och förser vi vatten för att göra så att GI-kanalen fungerar väl. Vi förser ungefär 2 L vatten till GI-kanalen per dag. Vi producerar ungefär 1.5 L saliv per dag, 2.5 L magsaft, 1.5 L bukspott, 0.5 L galla. Detta motsvarar 8 L. 6.5 L av denna mängd tas upp i tunntarmen och 1.3 L tas upp i tjocktarmen. Genom dräneringen förlorar vi ca 0.2 L vätska (33).

GI-kanalen påverkas av hormoner i kroppen. Till exempel, gastrin, ett hormon som utsöndras från antrumdelen och tolvfingertarmen, som stimulerar kontraktion i antrum, syrasekretion, motilitet i tunntarmen. Det hämmar sfinktern mellan tjocktarmen och krumtarmen. Gastrin utsöndras av peptider och aminosyror i magsäcken och det hämmas av somatostatin och sekretin. Somatostatin, ett annat hormon som frisätts från endokrina bukspottkörteln som hämmar tunntarmen och magsäckshyperplasi (ökning av cellantalet i vävnaden på grund av cellnybildning) och kontraktion av gallblåsan.

GIP (gastrisk hämmande peptid), ett annat hormon som stimulerar insulinutsöndring och hämmar motilitet i magsäcken.

Kolecystokinin (CCK) är en peptid som frisätts från mukosaceller i tolvfingertarmen. CCK frisätts från fettsyror och aminosyror i tolvfingertarmen. CCK stimulerar enzymatisk utsöndring i bukspottkörteln, bikarbonatutsöndring, kontraktion av gallblåsan och relaxerar sfinkter Oddi. Sekretin är också en peptid som frisätts från mukosaceller i tolvfingertarmen. Sekretin frisätts från syra i tolvfingertarmen. Sekretin samarbetar med CCK och det stimulerar bikarbonatutsöndring från levern och bukspottkörteln (33).

Människokroppen + energi

Om en person är 25 år gammal och väger 70 kg (155,55 lbs) består han eller hon av 42 kg (93 lbs) vatten varav 14 kg (31.1 lbs) extracellulär vätska (vätskan utanför cellerna) och 28 kg (62.2 lbs) intracellulär vätska (vätskan inuti cellerna).

Människans energidepå är uppbyggd av 2 – 3 kg (4.44 –
6,66 lbs) protein vilket är omkring 10 000 kalorier, 12 kg
(26,66 lbs) fett vilket är omkring 90 000 kalorier och
mindre än 1 kg (2.22 lbs) kolhydrater vilket är omkring 4
500 kalorier. Denna energidepå innebär att
människokroppen kan leva utan mat i maximalt två
månader (6).

Människokroppen består av ben som är uppbyggt av
kristallint kalciumfosfat (hydroxiapatit), 1 kg (2.22 lbs)
kalcium och ett halvt kg (1.11 lbs) fosfat. I skelettet finns
halva kroppens kollagen (6).

Människokroppen består också av muskler där 40 % av
kroppsvikten är skelettmuskler, 10 % av kroppsvikten är
glatta muskler och väldigt lite av kroppsvikten är
hjärtmuskler. Muskelcellerna innehåller en hel del vatten,
omkring 75 % vatten (6).

Människokroppen består också av 5 liter blod varav 45 %
är cellmassa (hematokrit) och 55 % är plasma.
Syreupptagningsförmågan i människokroppen är 200 ml

syre / liter exklusive erytrocyter (röda blodkroppar) vilket
har 3 ml syre / liter (6).

Människokroppen består av, som jag nämnde tidigare, 12
kg (26,66 lbs) fett vilket är omkring 17 % av
kroppsvikten för en person som väger 70 kg (155,55 lbs).
Det finns 90 % underhudsfett + del av bukhålan. 2 kg
(4.44 lbs) är nödvändigt och 10 kg (22.2 lbs) är lagrat (90
000 kalorier vilket är omkring fyra veckors förvaring)
(6).

I människokroppen finns det brun fettvävnad som är
mitokondriella dietfettceller. När fettet från den bruna
fettvävnaden behövs kommer det att aktiveras väldigt
snabbt för att användas. Den bruna fettvävnaden hjälper
att generera värme genom "uncouplers" vilket är en
kemisk effektivitet (6).

Om vi lämnar innehållet om människokroppen och går
över till kroppssammansättningen (kroppsvikt, BMI
(Body Mass Index), fettmassa, vattenprocent,
muskelmassa och benmassa). Ibland är det bra att mäta

kroppssammansättningen för att få en bättre förståelse
ifall du är överviktig eller underviktig. När
kroppssammansättningen är analyserad kommer den att
ge ledtrådar om hyrdreringsförändringar som ödem,
diarré, marasmus, kwashiorkor, njurskda eller hjärtskada
(6).

För att mäta kroppssammansättningen kan du välja några
alternativ, men jag kommer bara att beskriva två av dem,
vilka jag tycker är de viktigaste och bästa att välja. Det
första alternativet är vägning + mätning vilket kommer
att ge dig ett nummer som är ditt BMI. För att vara
hälsosam enligt BMI ska du ha ett BMI mellan 20 och
25. För att beräkna BMI tar du helt enkelt din kroppsvikt
i kg (lbs x 0.45 = kg) och dividerar detta med din längd i
kvadratmeter. Så, till exempel, jag är 173 cm lång vilket
betyder att jag ska dividera min vikt med 1,73 x 1,73 =
2,9929. Detta ger mig kroppsvikten i kg dividerat med
2,9929 vilket ger numret på mitt BMI.

Formeln för BMI är (kroppsvikt i kg / längd i meter x
längd i meter). Det finns en svaghet med denna metod
och det är att du kommer att ha ett högre BMI (över 25)

om du är väldigt muskulös vilket betyder att du är fet, men det är du inte (6).

Det andra alternativet är en DEXA (Dual-Energy X-ray Absorptionmetry) scan vilken mäter tre delar på en gång (mjuk vävnad, ben och fett). Detta är den mest precisa metoden i världen som mäter din kroppssammansättning (6).

Jag har inte använt DEXA scan, istället, använder jag en personlig våg som mäter kroppsvikten, BMI, kroppsfettprocent, vattenprocent i kroppen, procent av muskelmassa och benmassa i kg. Här behöver du inte beräkna ditt BMI, eftersom vågen gör det på egen hand, du måste bara ge den din längd och din kroppsvikt. Du kan köpa dessa typer av vågar i elektronikbutiken (6).

Bidrag till energiförbrukning

När vi är i vila bränner våra kroppar kalorier. Det är för att cellerna i våra kroppar arbetar och gör att vi bränner kalorier. Detta kallas basal metabolism (hur många kalorier kroppen förbrukar när den är i vila). Basala metabolismen är också påverkad av kön och ålder. När vi bryter ner maten vi har ätit påverkar det energikonsumtionen med omkring 10 %. Omkring 30 % av den totala energiförbrukningen kommer från fysisk aktivitet (6).

Basala metabolismen är kontrollerad av ålder (den är högst runt 20 – 25 år och efter denna ålder minskar basala metabolismen), kroppsyta (en längre och smalare person har en högre basal metabolism än en kortare och tjockare person), tillväxt (när du får mer muskler från träning eller du blir gravid blir du större och detta påverkar basala metabolismen med omkring 5 kalorier / gram nybildad vävnad), konstitution (ju mer muskler du har desto mer kalorier kommer du att bränna eftersom muskelceller bränner mer kalorier än fettceller), feber (om din kroppstemperatur ökar med en grad Celsius ökar basala metabolismen med 10 %), klimat (om det är kallt ute ökar basala metabolismen eftersom kroppen måste bibehålla kroppstemperaturen, måttlig värme minskar och extrem värme höjer), fasta sänker basala metabolismen (6).

Basala metabolismen är också påverkad av olika former av termogenes (mekanismen av produktion av värme i organismer) såsom isometrisk termogenes (när muskelspänningen ökar men inget arbete utförs), dynamisk termogenes (när du stretchar dina muskler eller när du klättrar upp för en stege), psykologisk termogenes (såsom förväntningar, ångest, stress som stimulerar frisättning av adrenalin), kost-inducerad termogenes (om du äter kryddig mat eller en hel del av kolhydrater kommer du att bli varm och bränna mer kalorier) och läkemedelsinducerad termogenes (kaffe höjer metabolismen med 5 – 10 % över två timmar, te höjer också metabolismen) (6).

Kapitel 12

Näringslära (makro- och mikronäringsämnen)

Jag ska börja med att beskriva vissa och de viktigaste mikronäringsämnena som vi måste konsumera varje dag. Mikronäringsämnen är namnet på vitaminer och mineraler och betyder mikro = liten mängd, och näringsämnen = kategorier av mat som människan kan konsumera. Jag ska börja med att beskriva vissa mineraler som är viktiga för kroppen.

Rekommendationerna (det rekommenderade intaget) för alla makronäringsämnen och mikronäringsämnen är baserade på olika typer av vetenskapliga bevis och dessa rekommendationer är skapade för att försäkra optimal utveckling och funktion i kroppen och bidra till en minskad risk av viktiga kroniska sjukdomar (34).

Natrium som salt

Natrium hittas huvudsakligen i processad mat som ost, bröd, kött, pålägg och fiskprodukter. Salt och natriumklorid (NaCl) är näringsmässigt ekvivalent (35). Natriumjonen är viktig för regleringen av det osmotiska trycket i volymen av extracellulärvätskan, syra-basbalansen, nervfunktion, blodvolym, transporten av vissa aminosyror och glukos och är även viktig för några metabola processer i cellen. I kroppen finns det runt 100 gram natrium i en vuxen och hälften av denna mängd hittas i extracellulärvätskan. Omkring 10 gram av kroppspoolen av natrium hittas i cellerna. Resten av natriumet hittas i skelettet. Runt 90 % av natriumet från kosten absorberas i kroppen och runt 100 – 200 mmol av natrium utsöndras effektivt genom njurarna och huden dagligen. 99.5 % av natriumet kan behållas i kroppen genom tubulära cellerna i njurarna. En hel del natrium kan också utsöndras genom njurarna. För att detta ska hända krävs en tillräcklig tillförsel av vatten eftersom koncentrationen av urin är begränsad. Det krävs också hälsosamma njurar (36).

Brist på natrium kan förekomma när en person svettas kraftigt och inte konsumerar natrium. Brist på natrium kan också förekomma i samband med förlängd diarré och kräkningar utan konsumtion av natrium. Symptomen på natriumbrist är förlust av aptit, muskelkramp och störningar i cirkulationen och om där är en allvarlig brist kan konsekvenserna vara död och koma. Natriumbalansen kan upprätthållas av 0.6 gram salt per dag men det lägsta rekommenderade intaget för salt är 1.5 gram per dag, men denna rekommendation varierar beroende på klimatet och fysisk aktivitet (36,37).

Ett lägre intag av natrium som salt är väldigt fördelaktigt för människokroppen. Ett reducerat intag av natrium som salt resulterar i lägre blodtryck och minskad risk för kardiovaskulär dödlighet och sjuklighet (38).

Rekommendationer för natrium och salt

Det rekommenderade intaget av natrium för personen över 10 år är 2.4 gram per dag och det rekommenderade intaget av salt för personen över 10 år är 6 gram per dag

(35). Det lägsta rekommenderade intaget av salt är 1.5 gram per dag, men denna rekommendation varierar beroende på klimatet och fysisk aktivitet (37).

Kalcium

Kalcium är viktigast för våra ben och tänder, men även neurala kontraktioner och muskelkontraktioner (1 % av kalciumet behövs för kontraktionerna) (39). I kroppen hittar vi 99 % av kalciumet i våra ben (i form av hydroxiapatit) och tänder och resten hittas i extracellulärvätskan, blodet och i alla kroppens celler. Det fria kalciumet är viktigt för signaltransduktion mellan celler och inom celler, körtelutsöndring, neuromuskulär överföring och i enzymatiska reaktioner. Kalcium regleras av två hormoner vilka är 1,25-dihydroxivitamin D_3 ($1,25(OH)_2D$) och bisköldkörtelhormon (40). När vi konsumerar kalciumet är det i formen av hydroxiapatit. Omkring 14 % av vår kroppsvikt är benmassa där den mesta vikten är i benen och armarna (39).

Kalcium i matsmältningssaften blandas med kalcium från kosten i tarmarna och denna blandning av kalcium absorberas i övre delen av krumtarmen med hjälp av en aktiv energibehovsprocess eller passiv diffusion. Om du har brist på vitamin D minskar absorptionen av kalcium. Absorptionen av kalcium är runt 34 % under puberteten när energiintaget är 925 milligram per dag (41,42).

Om vi inte konsumerar tillräckligt med kalcium (hypokalcemi) kan det leda till tetani vilket är en form av ofrivilliga muskelkontraktioner som gör ont. Om vi å andra sidan konsumerar för mycket kalcium (hyperkalcemi) kan det orsaka att du känner dig törstig, förvirrad, svag och mindre hungrig.
När du är mellan 18 och 25 år är det väldigt viktigt att konsumera tillräckligt av kalcium (runt 130 – 160 mg per dag av kalcium) för att minska risken för osteoporos (svaghet i benen kan leda till utvecklingen av brutna ben) (39).

När vi är yngre har vi mer osteoblaster i vår kropp och när vi blir äldre har vi mer osteoklaster i vår kropp.

Osteoblaster bygger upp benet och osteoklaster bryter ner benet. Därför har många äldre människor en högre risk för att utveckla osteoporos (39).

När vi konsumerar kalcium absorberas det till 15 – 80 % i tolvfingertarmen och krumtarmen. Efter absorptionen i tolvfingertarmen och krumtarmen går det absorberade kalciumet ut i blodet och transporteras till benen, tänderna och en hel del går till njurarna (39). Vi förlorar kalcium genom huden, avföringen och urinen och om du konsumerar runt 1000 milligram kalcium per dag förloras ca 70 % - 80 % (42).

Absorptionen av kalcium ökar av fria fettsyror och laktos men även av ett tillräckligt intag av vitamin D. Absorptionen av kalcium minskar av stress, ju äldre du blir, läkemedel, fytinsyra och oxalsyra i växtbaserad kost och fosfater.
Ett högt intag av protein och natrium leder till en negativ effekt på utsöndringen av kalcium (39).

Riskgruppen för kalciumbrist är människorna som är laktosintoleranta. Osteoporos är något som är associerat med kalciumbrist, och detta är något du vet efter att du har läst meningarna ovan, men osteoporos kan även orsakas av högt intag av alkohol, människorna som konsumerade väldigt lite kalorier under deras unga år, människor som röker, diabetes, låg fysisk aktivitet och lågt BMI.

En väldigt intressant sak är att om du är född i Afrika har du en lägre risk att utveckla osteoporos (39).

Du kan hitta kalcium i alla mjölkprodukter, fiskar med ben (små fiskar), produkter av sojabönor (tofu), yoghurt, ost, produkter med låg fettprocent som du har i kylskåpet (39).

Rekommendationer för kalcium

Det rekommenderade intaget för både män och kvinnor är 800 milligram per dag. Det lägsta rekommenderade intaget för både män och kvinnor är 400 milligram per dag. Det högsta rekommenderade intaget för både män och kvinnor är 2500 milligram per dag (40).

Kalium

98 % av kaliumet hittas intracellulärt och är den viktigaste positiva jonen (katjon) intracellulärt. 2 % av kaliumet hittas extracellulärt och fungerar som en regulator för cellernas membranpotentialer, och därför är det viktigt för regleringen av blodtrycket, muskelfunktion och nervfunktion och syra-bas-balansen.

Du kan hitta kalium i frukter och bär, mjölk och mejeriprodukter, potatis och grönsaker.

90 % av kaliumet från kostintaget absorberas från magen och kaliumet förloras genom urin och svett. Genom långvarig kräkning och diarré och användningen av diuretika och laxermedel kan bristen av kalium uppstå.

Det är ovanligt att få brist på kalium eftersom det finns kalium i många matprodukter.

Ärftliga defekter i njurtransportörer som Gitelmans syndrom och Bartters syndrom, hyperaldosteronism (för hög produktion av aldosteron i binjurarna), överdriven konsumtion av lakrits ökar kaliumutsöndring och natriumretention vilka kan resultera i hypokalemi

(nivåerna av kaliumjoner är för låga i blodserumet).
Symtomen av kaliumbrist är mentala störningar som
förvirring och depression, störd funktion av
cellmembranet vilket kan resultera i hjärtinfarkt och
arytmi. Blodtrycket kan öka hos både människor med
normalt blodtryck (normotensiv) och människor med
högt blodtryck (hypertensiv) om intaget av kalium är för
lågt eftersom ett för lågt intag av kalium kan inducera
natriumretention (43,44).

Kalium kan sänka blodtrycket och kan minska risken för
kardiovaskulära ändpunkter och stroke (45).

Kaliumkloridtabletter har associerats med akut
förgiftning hos människor! Symtom som har rapporterats
är cyanos (för låg syrgasmättnad i vävnaderna nära
hudens yta vilket ger huden en lila eller blå färg),
hjärtsvikt, hjärtstopp, illamående, diarré, buksmärtor,
kräkningar, sår i magen, krumtarmen, tolvfingertarmen
och matstrupen (46).

Kalium från maten har inte associerats med negativa effekter på människor, men ett för högt intag av kalium under en lång period kan resultera i hyperkalemi (nivåerna av kaliumjoner är för höga i blodserumet) med symptom som nedsatt funktion av njurarna och drabbade funktioner i hjärtat (46).

Rekommendationer för kalium

Det rekommenderade intaget för män är 3.5 gram per dag och för kvinnor 3.1 gram per dag av kalium. Det lägsta rekommenderade intaget för kalium är 1.6 gram per dag för både män och kvinnor (43).

Fosfor

I kroppen finns det mellan 800 gram till 1200 gram fosfor och av dessa 800 – 1200 gram finns 85 % i skelettet och de resterande 15 % är fördelat i alla vävnader. Omkring 1 % av den totala kroppsmassan innehåller fosfat (47). Fosfor är ansvarigt för energimetabolismen, nukleinsyror, fosfolipider, produktionen av kollagen (39) cellstruktur, benmineralisering, reglering av subcellulära processer, cellulär metabolism och underhåll av syra-bas homeostas (47).

Absorptionen av fosfor kan ökas av ett högt intag av vitamin D (39).

Kroppens fosforinnehåll regleras av två föreningar som kallas fibroblasttillväxtfaktor 23 och Klotho tillsammans med paratyroidhormon, och dessa släpps fria när fosfor konsumeras i kroppen. Genom tomtarmens- och tolvfingertarmens epitel i tunntarmen absorberas dietärt fosfat genom passiv diffusion. Kalcitriol regleras av serumfosfat, när fosfat minskar ökar produktionen av kalcitriol. Absorptionen av fosfat regleras av natriumberoende fosfattransportörens funktion, speciellt NaPiIIb vars aktivitet regleras av kalcitriol. Absorptionen är mellan 55 % och 70 % hos vuxna när kosten är blandad.

I njurarna är NaPiIIa den huvudsakliga natriumberoende fosfattransportören vilken regleras av fibroblasttillväxtfaktor 23, Klotho, paratyroidhormon och dietärt fosfat (48,49).

Om du äter för lite av fosfor kan du få problem med musklerna, anorexi, yrsel och avkalkning av skelettet (39), engelska sjukan (mjuka eller svaga ben i barn), nedsatt benmineralisering, nervsystemet, funktion av njurarna och osteomalaci (mjuka ben). Det är dock väldigt ovanligt att få bristsymptom av fosfor (49). Å andra sidan, om du äter för mycket av fosfor kan du få diarré, krampryckningar, njur- och benskada, vaskulär förkalkning, för tidigt åldrande och mjukvävnadsförkalkning (39).

Riskgruppen för fosforbrist är förtidigt födda barn och människor som är anorektiker.

Du kan hitta fosfor i baljväxter, mjölk, kött och spannmålsprodukter (48).

Rekommendationer för fosfor

Det rekommenderade intaget av fosfor för både män och kvinnor är 600 milligram per dag. Det lägsta rekommenderade intaget är 300 milligram per dag för både män och kvinnor. Det högsta rekommenderade intaget är 3000 milligram per dag för både män och kvinnor (47).

Magnesium

Omkring 20 – 60 % av magnesiumet från kosten absorberas i kroppen. Magnesium är viktigt för genreglering, energiberoende membrantransport, överföring av neuromuskulära impulser och hållbar elektrisk potential i nerver och cellmembran. I kroppen har en vuxen människa omkring 20 – 28 gram magnesium där 40 – 45 % är intracellulärt i mjuka vävnader och muskler, 1 % är extracellulärt och resten är i skelettet (50,51).

Magnesium är viktigt för nervceller och muskelceller, medfaktor i energimetabolismen och replikation av DNA och RNA (39).

Om du konsumerar för lite magnesium kan du få hyperkalcemi (nivåerna av kalciumjoner är för höga i blodserumet), hypokalemi, elektrokardiografiska abnormiteter, neuromuskulär hyperexcitabilitet och hjärtarytmi. Efter 78 dagar av ett intag av 101 milligram per dag av magnesium har negativa förändringar i hjärtrytmen observerats (51). Om du istället konsumerar för mycket magnesium (0.5 – 5 gram/dag) kan du få diarré (39).

Riskgruppen av magnesiumbrist är människor som har diabetes, dricker för mycket alkohol och har njursjukdomar. Om du inte hamnar i någon av dessa kategorier kan du känna dig lugn, eftersom det är väldigt svårt att få magnesiumbrist. Detta betyder att köpa ett magnesiumtillskott är ett slöseri av pengar (39).

Du kan hitta höga koncentrationer av magnesium i nötter, mörk choklad och kaffe. Du kan även hitta magnesium i gröna bladgrönsaker, fullkornsprodukter och baljväxter (50).

Rekommendationer för magnesium

Det rekommenderade intaget för män är 350 milligram per dag och för kvinnor 280 milligram per dag (50).

Järn

Världens högsta brist på någon mineral är järn. Järn tar hand om syretransporten genom att skapa syrebindande delen av hemoglobin (hemoglobin från lungor till blod och myoglobin för muskelfibrer). Järn är också viktigt för ATP-bildning, cytokromenzym, peroxidas, katalas och elektrontransportkedjan eftersom järn kan vara i formen av 2^+ (hemjärn) eller 3^+ (icke-hemjärn). Hemjärn är i formen av 2^+ medan icke-hemjärn är i formen av 3^+. Hemjärnet är alltid bundet till strukturen av hemoglobin medan icke-hemjärn är bundet till andra proteiner under transporten i elektrontransportkedjan (52). I kroppen kan järn vara lagrat som hemosiderin och ferritin vilka är lagringsproteiner i mjälten, levern och benmärgen. Du kan även hitta små mängder av ferritin i plasma i formen av järnfri form (53).

Omkring 2-5 % av järnet absorberas i tunntarmen och transporteras med transferrin till olika platser i kroppen såsom benmärgen där erytropoesen (produktionen av röda blodceller) sker, levern och cellvävnaden. Järnet förstörs i mjälten och det är så här järnet går runt i kroppen.

Järnintaget borde ökas med omkring 20 % när tjejer har menstruation, under graviditet och tillväxt.

Människokroppen kan inte utsöndra järn och detta betyder att det är väldigt enkelt att överdosera järn (52). Järnet bibehålls i kroppen genom regulatorer såsom "small peptide hepcidin" (kodad av HAMP-17 genen) som uttrycks i levern (53). Det enda sättet järn kan lämna kroppen är från blödningar och genom hudceller som förstörs, därför är det väldigt enkelt att överdosera järn och det är väldigt ohälsosamt (52).

Järn i mat i formen av hemjärn är enklare att absorbera än järn i formen av icke-hemjärn och järnet absorberas bättre om det kommer från djurprodukter (innehåller hemjärn) än växtprodukter (innehåller icke-hemjärn) (52). Om en person har järnbrist är absorptionen bättre än om en person inte har järnbrist (53). Runt 25 % av hemjärnet från mat absorberas i kroppen.

Upptaget av järn hämmas när vi konsumerar kalcium från mjölk (ett glas av mjölk vilket innehåller runt 165 mg av kalcium reducerar absorptionen av järn med 50 %), kakao, fosfater, fytater, järnbindande polyfenoler som tanniner, stora mängder av mangan, kli och kaffe och te (innehåller järnbindande polyfenoler). Intag över 300 milligram kalcium ökar inte ytterligare minskning av absorptionen av järn. Kalcium genom tillskott reducerar också absorptionen av järn (54).

Upptaget av järn stimuleras när vi konsumerar vitamin C med största effekten av intag upp till 100 milligram per dag av askorbinsyra (du kan hitta vitamin C i grönsakssallad, färska grönsaker, färska bär och frukter och fruktjuice), ättiksyra tillsatt till deg (lågt Ph), kött, fågel och fisk (vilka alla tre produkter innehåller en faktor som kallas MFP-faktor) eftersom järn i formen av 3^+ omvandlas till järn av 2^+ vilket gör det enklare för människokroppen att konsumera det (52).

Vi behöver extra järn när vi växer, under graviditet och under laktation (52).

Ett för högt intag av järn är dödligt för barn eftersom det kan leda till levernekros (förlust av leverns funktion). Det blir dödligt när du konsumerar 180 – 300 mg per kg kroppsvikt. Du kan få en sjukdom från järn som är dödlig och kallas hemokromatos och innebär att absorptionen av järn är för hög i kroppen vilket kan leda till förgiftning. Människor som har denna sjukdom måste göra sig av med fria järnjoner i blodet som är giftiga för kroppen (52).

En akut överdosering av preparat av läkemedelsjärn resulterar i slemhinneerosion i tarmarna och magen vilket kan leda till en mycket hög absorption av järn på grund av skador på tarmslemhinnan och symptomen från detta kan vara hjärtsvikt, kapillärläckage och vaskulär utvidgning. Organ som bukspottkörteln, levern, röda blodceller, centrala nervsystemet och njurarna kan också skadas av järnet. Andra symptom är halsbränna, kräkningar, illamående och epigastriskt obehag såsom tillfällig diarré och förstoppning (55).

Om du konsumerar för lite järn kan du få järnbristanemi och symtomen är utmattning, trötthet, blekhet, huvudvärk, minskad arbetskraft, nedsatt immunsvar och nedsatt kognitiv funktion hos barn.

Du kan hitta järn i spannmål, blodpudding, kött och fullkorn (52).

Rekommendationer för järn

Det rekommenderade intaget av järn för män är 9 milligram per dag. Det rekommenderade intaget av järn för kvinnor i åldern mellan 19 – 50 år är 15 milligram per dag och det rekommenderade intaget för kvinnor i åldern mellan 51 – 75+ är 9 milligram per dag. Det lägsta rekommenderade intaget är 7 milligram per dag för män och kvinnor i åldern mellan 51 – 75+ 5 milligram per dag. Det högsta rekommenderade intaget för både män och kvinnor är 60 milligram per dag.

Kvinnor i åldern mellan 19 – 50 år behöver mer järn eftersom de förlorar järn genom menstruationsblödningar och överföringen av järn till fostret när de är gravida (56).

Zink

Mer än 300 enzymer behöver zink och därför är zink ett coenzym för många enzymer. Zink är ansvarigt för prostatan, synen, normala produktionen av DNA, funktionen av immunsystemet, celldelningen, skydd av lipider och proteiner från oxidativ skada, kognitiv funktion, upprätthållande av normal bendensitet, reproduktion, fertilitet, syra-basmetabolismen, metabolismen av vitamin A och fettsyror, proteinmetabolismen, cellmembranet, bukspottkörteln (insulinproduktion och verkan) och nukleinsyraproduktion (57). Zink vekar också stimulera insulinreceptortyrosinkinasaktivitet och insulinverkan (58,59).

I övre delen av tunntarmen sker huvudsakligen absorptionen av zink. Zink transporteras med transferrin och huvudsakligen albumin i blodcirkulationen. Det mesta av zink (2 – 4 gram) finns i cellerna. Runt 66 % av zink hittas i muskelvävnad och runt 33 % hittas i benvävnad. Zink i plasma beräknas vara runt 0.1 % av

det totala zinkinnehållet. I prostatavätskan och i delar av
ögat finns det höga halter zink. Zink förloras genom
huden, njurarna och GI-kanalen. Zink bibehålls i kroppen
genom starka homeostatiska mekanismer.

Zinkbrist tros vara hög i många länder i Afrika och Asien
och länder som tros ha låg risk av utvecklandet av
zinkbrist är länder i Nordamerika och Europa.
Symptomen av svår zinkbrist är försenad sexuell
mognad, tillväxtfördröjning, håravfall, hudskador i
anslutning till kroppsöppningar och beteendestörningar.
Dessa symtom har nästan enbart observerats hos
människor med "acrodermatitis enteropathica" som är ett
problem i transporten av zink, och hos ungdomar som
inte konsumerar tillräckligt med zink. Zink används i
länder där det finns zinkbrist som ett farmakologiskt
medel mot kronisk diarré (58).

Människokroppen absorberar runt 15 – 40 % av zink.
Människor som fastar, har anorexia, är i perioder av
vävnadstillväxt, är lakterande eller är gravida behöver
mer zink och människor som har feber eller en infektion
behöver mindre zink (52).

Absorptionen av zink stimuleras av djurprotein (20 – 40

% av zink absorberas) och hämmas av fytinsyra (finns i

spannmål och baljväxter) (10 – 15 % av zink absorberas)

och järn. Zink kan hittas i mejeriprodukter, mjölk,

djurmat (som kött) och fullkornsprodukter (52).

Om du konsumerar för mycket zink ökar risken för

utvecklingen av kardiovaskulära sjukdomar (mer än 150

mg zink per dag), du kan få feber och yrsel och din

förmåga att absorbera andra mineraler reduceras (52).

Rekommendationer för zink

Det rekommenderade intaget av zink för män är 9

milligram per dag och för kvinnor 7 milligram per dag.

Det lägsta rekommenderade intaget för män är 5

milligram per dag och för kvinnor 4 milligram per dag.

Det högsta rekommenderade intaget är inte fastställt för

både män och kvinnor (57).

Jod

En av de vanligaste näringsbetingade sjukdomar i världen idag är brist på jod som orsakar struma (förstorad sköldkörtel). Förekomsten av struma har minskat på grund av tillsats med jod i bordssalt och bröd. Jod i växter förekommer huvudsakligen i oorganiska former och innehållet av jod är högre i havsväxter än i växter odlade på land. Innehållet av jod är vanligtvis högre i vintermjölk än i sommarmjölk. Skaldjur, marina fiskar och ägg innehåller höga koncentrationer av jod (60,61). Andra källor av jod är spannmål, potatis, grönsaker, musslor och hummer (52).

Jod från kosten absorberas som jodid i allmänhet effektivt medan proteinbundet protein och jod från sjögräs absorberas i mindre mängder. Runt 90 % av 200 mikrogram jod från en blandad kost utsöndras genom urinen. Små mängder förloras också genom avföringen och huden. Goitrogener, främst svavelhaltiga glukosider (glukosinolater) som finns i Brassica-arter som brysselkål, kål, rapsfrön och rovor hämmar upptaget av

jod i sköldkörteln eller orsakar problem vid produktionen
av hormonerna (62).

Jod är ansvarigt för sköldkörtelhormonerna T3 och T4
vilka ger ökad glykogenolys och lipogenolys.
Sköldkörtelhormonerna är också ansvariga för ökad
absorption av glukos, cellmetabolism, proteinproduktion
och ATP (ökar antalet och storleken av mitokondrierna).
Du kan hitta det mesta av jod i sköldkörteln (runt 70 – 80
% av allt jod) (52).

Människokroppen absorberar ungefär 90 % av jod och
det transporteras till sköldkörteln i
sköldkörtelhormonerna (52).

Om du konsumerar 2 milligram av jod per dag kan det
leda till, i sällsynta fall, nästäppa, rinit (inflammation och
irritation i näsans slemhinnor), huvudvärk, svullna
spottkörtlar, akne-liknande hudförändringar, störningar i
sköldkörtelfunktion som struma, inflammation i
sköldkörteln (autoimmun tyreoidit), och hyper- eller
hypotyreos (63).

Brist på jod resulterar vanligtvis i giftfri struma vilket innebär att sköldkörteln är förstorad men produktionen av hormonerna är normal. Giftfri struma kan utvecklas till giftstruma vilket innebär att utsöndringen av hormonerna ökas och metabolismen ökar senare (tyreotoxikos). Sköldkörteln kan vara förstorad antingen med brännviddsändringar (nodulär struma) eller i en diffus form (Graves sjukdom eller Basedows sjukdom). Allvarlig brist på jod kan leda till kretinism vilket inkluderar mentala störningar, försämrad tillväxt, och störningar i skarphet och tal (dövstum) hos barn och spädbarn, och hos vuxna kan hypotyreos (myxödem) förekomma (62,64).

Enligt Världshälsoorganisation (WHO) har runt 1.6 miljarder människor en högre risk att utveckla jodbrist och runt 20 miljoner människor har mentala defekter av jodbrist (52).

Rekommendationer för jod

Det rekommenderade intaget för jod för både kvinnor och män är 150 mikrogram per dag. Det lägsta rekommenderade intaget för både kvinnor och män är 70 mikrogram per dag och det högsta rekommenderade intaget för både kvinnor och män är 600 mikrogram per dag (60).

Selen

Selen finns i selenoproteiner som selenocystein och finns också i alla vävnader som selenometionin. Sköldkörtelhormonmetabolismen och medfaktorn i antioxidantaktiviteter är selenets funktioner. Allvarlig brist på selen kan leda till kardiomyopati (sjukdomar som påverkar hjärtmuskeln) och extra mängder över det högsta rekommenderade intaget kan leda till toxiska symptom (65).

De oorganiska formerna av selen (selenat och selenit) finns bara i kosttillskott och inte i livsmedel. Du kan hitta

selen i ägg, fisk och andra skaldjur, inälvor, kött,
mejeriprodukter och spannmålsprodukter.

Omkring 80 % av selen absorberas när det kommer från
dietkällor (65,66,67).

Kostselen (huvudsakligen organiskt selen i former som
selenocystein och selenometionin) och vattenlösliga
selenförändringar absorberas effektivt i kroppen, och
organiskt selen och selenater absorberas bättre än
seleniter. Föreningar av selen omvandlas alltid till
selenider innan de införlivas med selenoproteiner.
Selenometionin omvandlas till selenid för införlivande
med proteiner. Avgiftade utsöndringsprodukter som
"trimethyl selenonium" och "dimethyl selenide joner"
formas när intaget av selen är högt, men "trimethyl
selenonium" utsöndras genom urinen och "dimethyl
selenide" utsöndras genom lungorna.

Den mänskliga selenoproteomen består av 25
selenoproteiner, där följande är glutationperoxidaser
(GSHPx), extracellulära (eGSHPx), cellulära (cGSHPx),
gastrointestinala (giGSHPx) och fosfolipidhydroperoxid
(phGSHPx) och i samband med metalloenzymer är dessa

bra skydd mot oxidativ skada på vävnaderna. Aktiviteten hos selenoproteintioedoxinreduktaser påverkas även av selen. Selenoprotein P fungerar som ett antioxidativt skyddsenzym och fungerar också som transportprotein för selen, och det kan också vara ett bra skydd mot lipidperoxidering till lågdensitetslipoproteiner och endotelceller (67,68).

Om du konsumerar tillräckligt med selen kan risken för cancer reduceras (52).

Selenbrist är ovanligt i världen förutom i regioner i Kina. Om du konsumerar för lite selen kan det leda till kardiomyopati (Keshans sjukdom), hjärtinfarkt, kardiovaskulära sjukdomar, osteoartropati (metafysisk inblandning med förkortade tår och fingrar och svullna leder) och myxödem med utveckling av kretinism (68). Om du, å andra sidan, konsumerar för mycket selen kan det leda till leverskador, kräkningar, illamående, vitlökliknande andedräkt, perifera nervskador, hår- och nagelbristningar (250 mg selen per dag) (69).

Rekommendationer för selen

Det rekommenderade intaget för män är 60 mikrogram
per dag och det rekommenderade intaget för kvinnor är
50 mikrogram per dag. Det lägsta rekommenderade
intaget är 20 mikrogram per dag för både män och
kvinnor. Det högsta rekommenderade intaget för både
män och kvinnor är 300 mikrogram per dag (65).

Koppar

Koppar är ansvarigt för reduktions- och
oxidationsprocesserna i cellerna, elektrontransportkedjan,
järn- och energimetabolismen och skyddar mot fria
radikaler, bildandet av bindväv. Du kan hitta det mesta
koppar i levern och i kroppen. Koppar transporteras till
levern via albumin, plasma och aminosyror i blodet (52).
Det är höga koncentrationer av koppar i inälvor och
lever, låga koncentrationer av koppar i mjölkprodukter
och mjölk, och mellanliggande koncentrationer av koppar
i chokladprodukter, kött, spannmålsprodukter, tomater,
svampar, torkade frukter, potatis och bananer (70).

Koppar absorberas till 35 % - 70 % i tunntarmen när intaget av koppar är mellan 1 – 5 milligram per dag. Om du konsumerar mer koppar minskar absorptionen och om du konsumerar mindre koppar ökar absorptionen. Koppar är antingen chelaterat av metallotionein (induceras av zink och förhindrar att koppar transporteras in i blodcirkulationen) eller är bunden till en kopparkaperon i enterocyterna i tunntarmen. Om du konsumerar 50 milligram per dag av zink kommer absorptionen av koppar att hämmas. När koppar absorberas i blodcirkulationen transporterar kopparkaperonerna koppar till proteiner som transporterar koppar till blodcirkulationen. När koppar har absorberats i blodcirkulationen binder koppar till transcuprein, komplex av lågmolekylärt kopparhistidin, albumin eller en kombination av alla dessa och transporteras därefter till levern, där den binder till antingen reducerad glutation eller metallotionein och lagras i cellerna. I plasma transporteras det mesta av koppar som ceruloplasmin vilket levern producerar.

Koppar förloras genom gallan och urinen.

I kroppen hos en vuxen person finns det mellan 50 – 120 milligram av koppar och det finns cirka 6 % koppar i röda blodkroppar och plasma, 10 % i hjärnan, 15 % i levern, och 40 % i muskelvävnad.

Symptom av kopparbrist är anemi, låga koncentrationer av vita blodceller, hud- och hårdepigmentering, skelett- och hjärtavvikelser, hjärt- och immundysfunktion, ökad risk för cancer i tjocktarmen (på grund av ökad produktion av fekalfria radikaler, ökad cytotoxicitet och ökad fekal vattenbasisk fosfatasaktivitet).

Om du konsumerar för mycket av koppar kan det leda till illamående, magsmärta, diarré, kräkningar och ökad risk för barndomsskleros när matlagning sker i icke-galvaniserade kopparbehållare.

I områden där det finns mjukt vatten kan koppar från kopparrör läcka ut och orsaka gastrointestinala störningar på grund av höga koncentrationer av koppar, och därför är en bra rekommendation att kranvattnet ska rinna i några sekunder före konsumtion (70,71,72,73,74).

Det finns en sjukdom som kallas Menkes syndrom som är genetisk och innebär att personen har en minskad absorption av koppar och har en utvecklingsstörning. En annan sjukdom som kallas för Wilsons sjukdom innebär att personen har neurologiska problem och leverackumulering. Dessa sjukdomar påverkar koppar på ett dåligt sätt (52).

Rekommendationer för koppar

Det rekommenderade intaget för vuxna är 0.9 milligram per dag. Det lägsta rekommenderade intaget för vuxna är 0.4 milligram per dag och det högsta rekommenderade intaget för vuxna är 5.0 milligram per dag (70).

Krom

I mat och kosttillskott är trivalent krom (III) som är en jonisk form av krom den vanligaste. Trivalent krom (III) är allestädes närvarande i naturen och finns i vatten, luft, biologiska material och jord. Dikromater och kromater formas av hexavalent krom (IV) och dessa kan korsa biologiska membran och är starka oxidatorer. Hexavalent krom är mutagent, toxiskt och miljömässig förorening, och de förekommer sällan i miljön (75).

Du kan hitta krom i baljfrukter, nötter, fisk, kryddor, fullkornsprodukter och processat kött (75).

Absorptionen av trivalent krom är runt 0.4 – 2.5 % i kroppen och resten utsöndras genom svett, urin och gallan. Organiska kromföreningar har en effektivare absorption, men så fort de absorberas kommer föreningarna snabbt att utsöndras genom gallan. Det har visat sig att absorptionen av krom ökar när askorbat administreras samtidigt och när det är brist på järn och zink i kroppen. Bristsymptom av krom i människor är viktnedgång, nedsatt glukostolerans och glukosutnyttjande, ökade koncentrationer av fettsyror i plasma, neuropati, abnormiteter i kvävemetabolism och nedsatt respiratorisk kvot. Efter 200 mikrogram per dag av kromtillskott förbättras symptomen.

Krom har ansetts vara viktigt för lipid-, kolhydrat- och proteinmetabolismen genom kroms effekt på insulin, och därför har krom också ansetts vara en medfaktor för insulin (76).

Höga intag av trivalent krom (III) runt 1 – 2 gram per dag har inte associerats med negativa hälsoeffekter. Å andra sidan kan krompikolinat (en trivalent kromförening som är vanlig i många kosttillskott) orsaka negativa hälsoeffekter på det centrala nervsystemet (beteendet påverkas), njurarna och potentiell klastogenicitet. Storbritanniens livsmedelsstandardbyrå (The UK Food Standards Agency) ger rådet till människor att inte konsumera krompikolinat eftersom det kan orsaka cancer (77).

Rekommendationer för krom

Det finns inga rekommendationer för krom i de nordiska länderna på grund av otillräckliga bevis, men i till exempel, Australien och Nya Zeeland är det rekommenderade intaget av krom 35 mikrogram per dag för män och 25 mikrogram per dag för kvinnor. The US Food and Nutrition Board har samma rekommendationer för adekvat intag av krom hos vuxna mellan 19 och 50 år (78). När det kommer till krom är det bästa alternativet för dig att kolla upp det rekommenderade intaget av krom för ditt land så att du inte konsumerar för mycket eller för lite av det.

Mangan

Mangan är viktigt för aktiveringen av enzymer som är delaktiga i produktionen av mukopolysackarider, proteiner och kolesterol. Mangan fungerar också som en katalytisk medfaktor för pyruvatkarboxylas, argnias och mitokondrialt superoxiddismutas.

Te, nötter, fullkornsprodukter och bladgrönsaker innehåller höga koncentrationer av mangan (79).

I kroppen har vi runt 10 – 20 milligram mangan och höga koncentrationer finns i benen, i organ rika på mitokondrier såsom bukspottkörteln, levern och njurarna. Det finns låga koncentrationer av mangan i plasma och muskler. Omkring 5 % av mangan absorberas i kroppen genom kosten, och genom gallan förloras det mesta av mangan. I människor har det visat sig att absorptionen av mangan påverkas negativt av kalcium och absorptionen av järn hämmas av höga intag av mangan, och det har också visat

sig att absorptionen av mangan ökar när det är brist på järn
(79,80).

Manganstoxicitet har hittats i arbetare i mangangruvor
och dessa personer har observerats att ha neurologiska-
och psykologiska förändringar såsom Parkinsons
sjukdom (en långsiktig degenerativ sjukdom som
påverkar motorsystemet i centrala nervsystemet).
Nervsystemet hos barn kan påverkas negativt av mangan
från dricksvatten (81).

Bristsymptom av mangan är hyperkolesterolemi (för
höga nivåer av kolesterol i blodet), hudförändringar,
diffus ben-demineralisering och minskad tillväxt hos barn
(80).

Rekommendationer för mangan

Det finns inga rekommendationer för mangan i de
nordiska länderna på grund av bristen på tillräckliga
bevis, men i Australien och Nya Zeeland är det
rekommenderade intaget av mangan 5.5 milligram per
dag för män i åldern 19 – 70+ och för kvinnor i åldern 10

– 70+ 5 milligram per dag. EU:s vetenskapliga kommitté
för livsmedel (The EU Scientific Committee for Food)
anser att ett acceptabelt intag av mangan skulle vara
mellan 1 – 10 milligram per dag år 1993. Den
amerikanska totala dietstudien (The US Total Diet Study
1982 – 1989) satte ett adekvat intag för vuxna kvinnor att
vara 1.8 milligram per dag och för vuxna män att vara 2.3
milligram per dag (80).

Molybden

Det finns tre kända molybdeninnehållande enzymer i
människor vilka är xantinoxidas, sulfitoxidas och
aldehydoxidas vilka är viktiga för katabolism av
heterocykliska föreningar och svavelhaltiga aminosyror,
inklusive pyridiner och puriner. Molybden förekommer i
formen av lösliga molybdater i vatten och mat.
Koncentrationen av molybden i växter varier väldigt
mycket på grund av Ph och koncentration av molybden i
jorden. Bra källor av molybden är baljväxter, inälvor,
fullkorn, nötter, ägg och mejeriprodukter. Skaldjur
innehåller höga koncentrationer av molybden.

Muskelkött, rotgrönsaker och frukter innehåller låga koncentrationer av molybden (82).

Omkring 80 % av molybden absorberas i kroppen och innehållet av molybden regleras av njurarna. Molybdenbrist har observerats i en människa med Chrons sjukdom. Bristsymptomen av molybden inkluderar hjärtstörningar, medvetslöshet, och nattblindhet, men dessa symptom försvann när människan fick 160 mikrogram per dag av tillskott av molybden (83).

Rekommendationer för molybden

Det finns inga rekommendationer för molybden i de nordiska länderna på grund av brist på tillräckliga bevis, men i Australien och Nya Zeeland är det rekommenderade intaget av molybden 45 mikrogram per dag för både kvinnor och män i åldrarna 19 – 70+ år. Även The US Food and Nutrition board har satt samma intag av 45 mikrogram molybden per dag för vuxna kvinnor och män (83). Det högsta rekommenderade intaget av molybden är 2 milligram per dag, enligt The US Food and Nutrition Board, och enligt vetenskapliga kommittén för livsmedel (The Scientific Committee on Food) är det högsta rekommenderade intaget av molybden 0.6 milligram per dag för vuxna (84).

Fluor

Fluor bundet till komplex eller i en jonisk form finns i dricksvatten och mat. Fluor hjälper till att behandla och förebygga tandkaries. Den högsta koncentrationen av fluor finns i vissa teer, konserverade sardiner, dricksvatten i vissa områden och vissa mineralvatten (85).

90 % av allt fluor i dricksvatten absorberas i kroppen, men fluor som är komplexbundet absorberas inte så bra i kroppen. Genom njurarna utsöndras omkring 50 % av allt absorberat fluor och det resterande fluoret integreras i ben och tänder (barn) (86). Fluor hjälper till att hämma bakteriella enzymer och är resistent mot sur erosion. Du kan hitta fluor i vissa tandkrämer (52).

Hos vuxna är 2.2 gram/kg kroppsvikt av fluorintag dödligt. 5 milligram per kg kroppsvikt leder till magont, illamående och kräkningar. Kroniska höga intag kan skada njurfunktionen och skelettmineraliseringen, och den vanligaste bieffekten är emaljfluoros som består av en underyta av emalj som är hypomineraliserad och ovan detta lager finns emalj som är väl-mineraliserat. Sköldkörtelmetabolismen har också påverkats av ett högt intag av fluor, men inte från fluor i dricksvatten eller i tandkrämer (86,87).

Rekommendationer för fluor

Det finns inga rekommendationer för fluor i de nordiska länderna på grund av brist på tillräckliga bevis, men i Australien och Nya Zeeland är det rekommenderade intaget av fluor 4 milligram per dag för män i åldern 19 – 70+ år och 3 milligram per dag för kvinnor i åldern 19 – 70+ år. Det amerikanska institutet för medicin (The US Institute of Medicine) satte också det adekvata intaget av 4 milligram per dag för män och 3 milligram per dag för kvinnor. Europeiska livsmedelssäkerhetsmyndigheten (European Food Safety Authority – EFSA) satte det högsta rekommenderade intaget av fluor på 7 milligram per dag för vuxna.

Nu har jag beskrivit vissa mineraler som är viktiga för kroppen. Det finns några mineraler till men jag valde att beskriva de viktigaste. Nu ska jag beskriva de fettlösliga vitaminerna som är viktiga för kroppen.

Låt oss börja med definitionen av ett vitamin. Ett vitamin är tillgängligt i mat, är en organisk substans, är syntetiskt, är essentiellt, finns tillgängligt i små kvantiteter, har olika funktioner i kroppen beroende på vilket vitamin det är, när vi inte har tillräckligt av vitamin i vår kropp blir vi skadade. Vitaminerna kan inte produceras av människan, därför behöver vi konsumera dem från maten (52).

Vitamin A

Vitamin A kan vara i formen av förformat vitamin A i kosten som antingen Retinol och dess feta acylestrar som huvudsakligen finns i fiskleveroljor och djurkällor såsom ägg, mjölk, smör och i många mono- och multivitamintillskott eller som provitamin A karotenoider som huvudsakligen finns i orange eller rödfärgade grönsaker och frukter och i mörkgröna bladgrönsaker (88). Retinol och Retinylester absorberas till 70 – 90 % i kroppen medan provitamin A karotenoider absorberas till 5 – 60 %, men om du tillsätter lite extra fett som vegetabilisk olja kan du öka absorptionen av karoten (89).

Karotenoider såsom beta-kryptoxantin och alfa- och betakaroten absorberas i kroppen genom passiv diffusion. Efter passiva diffusionen kommer provitamin A-karotenoiderna in i enterocyterna och klyvs och producerar en eller två molekyler av retinol. Innan retinylestrarna kan komma in i enterocyterna måste de gå igenom en enzymatisk omvandling till retinol i tarmlumen. 70 – 90 % av retinol går sedan in i kylomikronerna esterifierad med långkedjiga fettsyror och kan sedan absorberas. De flesta av kylomikronretinylestrarna transporteras sedan till levern. I de hepatiska stellatcellerna lagras cirka 50 % - 80 % av kroppens totala retinol som retinylestrar i flera månader.

För att säkerställa tillförsel av retinol till målceller frigörs retinol bundet till retinolbindande protein från levern och letar efter retinol i plasma i blodet. När retinol är i målcellerna oxideras det till retinsyra och retinal (de aktiva metaboliterna av retinol) och dessa metaboliter produceras ofta i dessa celler. Retinsyra är ansvarigt för aktiveringen av nukleära retinsyrareceptorer som modulerar gentranskription och retinal är relaterad till den visuella processen som en kromofor (90,91).

Vitamin A är ansvarigt för synen, gentranskription, epiteldifferentiering, reproduktion, transport, benmetabolism, tillväxtutveckling och immunförsvar (89).

Om du konsumerar för lite vitamin A kan det leda till torra ögon, nattblindhet, blindhet, nedsatt resistens mot infektion, naglar som spricker, torr hud, torrt hår, infertilitet, hudirritation och aptitlöshet (89).
Om du konsumerar för mycket vitamin A kan det leda till irritation, huvudvärk, trötthet, yrsel, minskad benmineraldensitet, embryonala missbildningar, ökad

risk för höftfraktur, cellulär toxicitet i levern och
slutligen cirros och fibros i levern och hepatotoxicitet.
Om du konsumerar för mycket karotenoider (som
morötter) kan du bli orange, men det är inte farligt för dig
(89).

Du kan hitta vitamin A som retinol i lever, lättmjölk,
ätbart fett, spenat, mejeriprodukter, margarin och pålägg.
Vitamin A som karotenoider kan du huvudsakligen hitta i
beta-karoten växtprodukter som apelsin eller rödfärgade
grönsaker och frukter och i mörkgröna bladgrönsaker
(88).

Rekommendationer för vitamin A

Det rekommenderade intaget för kvinnor är 700
mikrogram per dag och det lägsta rekommenderade
intaget är 400 mikrogram per dag och det högsta
rekommenderade intaget är 3000 mikrogram (3 gram) per
dag.

Det rekommenderade intaget för män är 900 mikrogram
per dag och det lägsta rekommenderade intaget är 500
mikrogram per dag och det högsta rekommenderade

intaget är 3000 mikrogram per dag. Dessa rekommendationer för vitamin A inkluderar både vissa provitamin A karotenoider och vitamin A som retinol, och en term som kallas retinolekvivalenter (RE) används som rekommendationer i kosten, till exempel, 900 mikrogram per dag av vitamin A för män måste komma både från provitamin A-karotenoider och vitamin A som retinol (92,88).

Vitamin D

Vitamin D är i formen av kolekalciferol D_3 och finns huvudsakligen i viss mat från djur och de grundläggande kraven på vitamin D_3 kan bli uppnådda genom solljuset (93) och ergokalciferol D_2 finns huvudsakligen i svampar. Vitamin D och kolesterol är väldigt lika varandra. Du kan hitta vitamin D i levern i kroppen. När vitamin D lagras i levern kallas det för 25 (OH) D_2 och i njurarna kallas det för 25 (OH) D_3 (32). Naturligt vitamin D absorberas i tunntarmen i kroppen via lymfsystemet inkorporerat i kylomikroner. Runt 80 % av vitamin D absorberas genom denna väg (94).

Levern är det organ som tar upp vitamin D₃ från magen eller producerat i huden. I levern hydroxyleras vitamin D₃ till 25OHD, vilken är en metabolit som är bunden till vitamin D-bindande proteinet i plasma där det transporteras. 25OHD transporteras till njurarna där det omvandlas till kalcitriol (1,25-dihydroxyvitamin D) som är ett hormon som reglerar kalcium- och fosfatnivåerna i plasma tillsammans med kalcitonin och parathormon när det är bundet till en nukleär vitamin D-receptor. Kalcitriols huvudsakliga funktion är att försäkra att kalcium absorberas från tarmen. Kalcitriol tillsammans med parathormon släpper ut kalcium från benet så att koncentrationen av kalcium i plasma ökar (95).

Vitamin D är viktigt för skelettet, tänderna, njurarna, normal mineralisering av skelettet, immunsystemet, cellproliferation och differentiering, kalciumhomeostas, reglera kalciumupptaget i kroppens celler och utsöndra insulin. Det är också viktigt för sköldkörteln och sköldkörtelhormoner (89).

Om du konsumerar för lite vitamin D kan det leda till metabola syndromet eftersom fettceller har receptorer för vitamin D, rickets hos barn och spädbarn, osteomalaci hos vuxna, osteopeni (inte tillräckligt med kalcium till benvävnaderna) och mjuka ben.

Äldre människor producerar mindre vitamin D än yngre människor, därför behöver äldre människor mer vitamin D än de yngre människorna (89).

Om du konsumerar för mycket vitamin D kan det leda till förkalkning. Detta kan leda till kardiovaskulära sjukdomsproblem om kärlmuskler och kärlväggar förkalkas (89). För mycket av vitamin D kan också leda till magproblem, ökad risk för dödlighet, ökad risk för prostatacancer och total cancer (96).

Du kan hitta vitamin D huvudsakligen i ätbara fetter, oljig fisk, mjölkprodukter, margarin, kantareller, äggulor och oljor. Du kan hitta vitamin D_3 i mager sötvattensfisk, ägg och kött. Du kan även få vitamin D från solljuset. 7-Dehydrokolesterol → (Provitamin D) UV-ljus → (Previtamin D) Värme → Vitamin D_3. Detta är hur solljuset blir vitamin D_3 i kroppen.

Du kan också få vitamin D från bröstmjölken, men barn behöver mer vitamin D i form av tillskott, eftersom bröstmjölken inte innehåller tillräckligt med vitamin D (89).

Rekommendationer för vitamin D

Det rekommenderade intaget av vitamin D för män och kvinnor är 10 mikrogram per dag i de nordiska länderna. Det lägsta rekommenderade intaget av vitamin D är 2.5 mikrogram per dag och det högsta rekommenderade intaget av vitamin D är 100 mikrogram per dag (93). Människor i de nordiska länderna som Sverige, Norge, Finland, Danmark och Island behöver mer vitamin D under vintertiden än människor i länder där solen skiner mer under vintertiden som Australien och USA. Därför MÅSTE du kolla upp vad det rekommenderade intaget av vitamin D är i ditt land, eftersom rekommendationerna varierar en hel del mellan vissa länder. Till exempel i Sverige är det rekommenderade intaget 10 mikrogram per dag för både män och kvinnor och i Australien och Nya Zeeland är det rekommenderade intaget för män och kvinnor mellan åldern 19 – 50 år 5 mikrogram per dag och män och kvinnor mellan åldern 51 – 70 år 10 mikrogram per dag. Så det är väldigt viktigt att du kollar upp rekommendationerna av vitamin D i just ditt land, eftersom solen har annorlunda effekt i olika länder.

Vid breddgrader runt 60 grader norr under sommarmånaderna (juni och juli), exponering av armarna, ansiktet och händerna (25 % av kroppens yta) mot solen i sex till åtta minuter två eller tre gånger per vecka ger 5 – 10 mikrogram av vitamin D_3 per dag hos individer med rättvis hudpigmentering och omkring 10 – 15 minuter per dag krävs för individer med mörkare pigmentering (97,94).

Vitamin E

Det mesta av vitamin E har dess slutdestination i levern och gallan (kan återabsorberas när det går tillbaka till tarmen). Runt 20 – 40 % av vitamin E absorberas i kroppen. Vitamin E transporteras med LDL, HDL eller VLDL till vävnader som är i behov av vitamin E. Vitaminet transporteras i formen av en antioxidant eller ett vitamin. Vitamin E har fyra former vilka är alfa, beta, gamma och delta där alfa har den högsta vitaminaktiviteten men den lägsta antioxidantkapaciteten (89).

Absorptionen av vitamin E kräver närvaro av enzym från bukspottkörteln, gallsalter och bildandet av miceller. När vitamin E har absorberats transporteras det bundet till HDL i levern där alfa-tokoferol är bundet till alfa-tokoferol transportprotein vilket är viktigt för återutsöndringen av alfa-tokoferol. Det absorberade vitamin E kan också transporteras inom kylomikroner. Ibland släpps inte en del alfa-tokoferol ut i cirkulationen och detta alfa-tokoferol utsöndras istället till gallan via transportörer eller metaboliseras genom en cytokrom som kallas cytokrom P450 system. Alfa-tokoferol utsöndras huvudsakligen genom avföring och små mängder genom urin. Det tar årtionden att bli av med vitamin E i kroppen när det har absorberats. Alfa-tokoferol är den vanligaste tokoferolen i människors vävnader där det bidrar med runt 90 % av den totala mängden av tokotrienoler och tokoferoler i plasma och 50 – 80 % i andra vävnader.

Det har visat sig att högt intag av vitamin E kan resultera i långvarig blödning eftersom vitamin E kan störa blodproppssystemet speciellt när vitamin E konsumeras tillsammans med antikoagulanter eller aspirin (98,99,100).

Du kan hitta vitamin E i cellmembran där det skyddar våra membran och plasmalipoproteiner från fortplantning av fria radikaler (99).

Vitamin E (alfa-tokoferol) är ansvarigt för antioxidantaktivitet, inaktivera olika enzymer, skyddet av lipoproteiner och cellmembran, cellsignalering, cellutveckling, genuttryck, våra celler i kärlen. Om du konsumerar tillräckligt av vitamin E motverkas kardiovaskulära sjukdomar (89).
Tillskott av alfa-tokoferol har inte visats reducera oxidativ stress (100).

Om du har förlorat vitamin E kan du starta produktionen igen genom att konsumera askorbinsyra (vitamin C) (89).

Om du konsumerar för lite vitamin E kan det leda till nedsatt immunfunktion, försämrad reproduktion, hemolytisk anemi och neuropati (101).

Du kan hitta mycket vitamin E i vegetabiliska oljebaserade pålägg, vegetabiliska oljor, frön, nötter, äggulor, spannmålsprodukter, fisk och skaldjur. Om du vill ha det högsta innehållet av alfa-tokoferol ska du använda solrosolja, men det är även mycket alfa-tokoferol i majsolja, rapsolja och sojabönolja (98).

Rekommendationer för vitamin E

Det rekommenderade intaget för vitamin E är 8 milligram per dag för kvinnor och 10 milligram per dag för män. Det lägsta rekommenderade intaget är 3 milligram per dag för kvinnor och 4 milligram per dag för män och det högsta rekommenderade intaget är 300 milligram per dag för både män och kvinnor (101).

Vitamin K

Vitamin K är en kollektiv term för föreningar som har
vitamin K-aktivitet och alla dessa föreningar har samma
struktur gemensamt, vilken är 2-metyl-1,4-naftokinon-
ringstruktur. Vitamin K kan vara i två former, antingen
vitamin K_1 (fyllokinon) med strukturen (2-metyl-3-fytyl-
1,4-naftokinon) eller vitamin K_2 (menakinon) med
strukturen (flera isoprenylkinoner, flera arter). Vitamin
K_1 produceras av växter och vitamin K_2 produceras av
bakterier. Båda vitaminerna finns i vävnaderna hos djur
(102).

Du kan hitta vitamin K_1 huvudsakligen i vegetabiliska
oljor, gröna bladgrönsaker och vegetabiliska oljebaserade
pålägg. Vitamin K_2 finns huvudsakligen i äggula, kött,
lever och mejeriprodukter (102).

I ileum och jejunum absorberas vitamin K och omkring
80 % absorberas av renat vitamin K_1. Från
livsmedelskällor absorberas vitamin K_1 till cirka 10 – 15

%. Blödning och fettmalabsorption (sämre upptag av fett i födan) minskar absorptionen av vitamin K.

Absorberat vitamin K tas huvudsakligen upp av levern och transporteras i lymfan i kylomikroner till levern. Vitamin K lagras också i bukspottkörteln, hjärtat, benvävnaden och fettvävnaden. För att upprätthålla tillfredsställande kroppslagren krävs att vitamin K konsumeras på grund av att leverreserverna snabbt töms när otillräckligt vitamin K konsumeras i kosten (103).

Vitamin K är ansvarigt för att bygga in kalcium i benen och producera trombin och protrombin tillsammans med kalciummetabolismen (89).

Om du konsumerar för lite vitamin K kan det leda till skelettproblem (interaktion med kalcium). Äldre människor kan producera mindre vitamin K som kan leda till sjukdomar (89).

De människor som kan behöva extra vitamin K är nyfödda eftersom de har en lägre placentatransport och människor som har malabsorption (sämre absorption), använder antibiotika och föräldranäring utan vitamin K-tillskott (104).

Rekommendationer för vitamin K

Det finns olika rekommendationer i olika länder för vitamin K. Till exempel, i de nordiska länderna finns det ingen rekommendation för vitamin K på grund av brist på tillräckliga bevis medan i USA är det rekommenderade intaget 90 mikrogram per dag för kvinnor, 120 mikrogram per dag för män och i Australien och Nya Zeeland är det rekommenderade intaget 70 mikrogram per dag för män och 60 mikrogram per dag för kvinnor (89). Du måste kolla upp rekommendationerna i ditt land för att vara säker på du får tillräckligt vitamin K.

De följande nio vitaminerna som jag ska beskriva kallas vattenlösliga vitaminer. Dessa vitaminer absorberas i jejunum förutom vitamin B12 som absorberas i terminala ileum. De vattenlösliga vitaminerna transporteras fritt eller proteinbundet i blodet. Dessa vitaminer lagras i muskler eller levern och vissa vitaminer lagras i alla celler. Vi förlorar de vattenlösliga vitaminerna från urinen (njurarna).

Det första vattenlösliga vitaminet jag ska beskriva är vitamin C.

Vitamin C

Vitamin C är en term för dehydroaskorinsyra och askorbinsyra eftersom dessa båda formerna har en effekt som är anti-scorbutic (mot skörbjugg). Du hittar vitamin C i många bär, grönsaker och frukter som svarta vinbär, apelsin, klementin och kiwi (105).

Vitamin C är en medfaktor för många enzym som är involverade i biosyntesen av karnitin, neurotransmittorer och kollagen. När det gäller dessa effekter fungerar askorbinsyra som en elektrondonator. I kroppen oxideras askorbinsyra till dehydroaskorbinsyra. Vitamin C är också ansvarigt för biosyntesen av aldosteron, kortikosteroider och vid omvandlingen av kolesterol till gallsyror genom mikrosomal hydroxylering av kolesterol.

Absorptionen av icke-hemjärn förbättras av askorbinsyra
på grund av dess reducerande kraft. Askorbinsyra kan
också inaktivera nitrosaminer som är cancerframkallande
ämnen och det kan också skydda sperma, neutrofiler och
plasma mot LDL-oxidation. Biotillgängligheten av
vitamin C är mest effektiv för doser på 100 milligram
eller mindre, där biotillgängligheten är åtminstone 80 %.
Doser på 200 – 500 milligram minskar
biotillgängligheten till 60 – 70 % och för doser över 500
till 1000 milligram är biotillgängligheten mindre än 50
%. Vitamin C som inte absorberas på grund av för stora
doser av vitamin C förfaller i tarmen, vilket kan leda till
tarmobehag och diarré. Transportproteinet för vitamin C
kan endast fyllas med en viss mängd vitamin C, och när
detta transportprotein är fyllt utsöndras det kvarvarande
vitamin C i urinen. Doser på 60 milligram eller mindre
resulterar i ingen utsöndring av vitamin C. För doser på
100 milligram utsöndras ca ¼, för doser på 200 milligram
utsöndras ca ½ och för doser på 500 milligram utsöndras
ca 80 – 90 %. Vid ca 100 milligram fylls kroppspoolen
av askorbinsyra och vid denna koncentration blir
monocyter, neutrofiler och lymfocyter mättade (106,107).

Vitamin C är ansvarigt för produktionen av kollagen, ben och hud (består av kollagen), elektrontransporten, vitamin C fungerar som ett redoxsystem, det har en antioxidantfunktion, det är ett enzym-co-substrat, det är också en katekolamin, sändare, peptidhormon och det är ansvarigt för produktionen av katekolamin (108).

Vitamin C är väldigt hälsosamt för vår kropp och därför har det hälsoeffekter. Det hjälper oss att reducera inflammation, reducera risken för kardiovaskulära sjukdomar (LDL-oxidationen minskar), reducerar hög stress, reducerar risken för diabetes, katarakt (ögonen) och cancer. Vitamin C hjälper att förbättra immunfunktionen, det hjälper att förbättra huden, tänderna, graviditeten och lungfunktionen (108). Det har visat sig att tillskott av ca 200 – 1000 milligram av vitamin C kan reducera den vanliga förkylningens varaktighet med omkring 10 % (109).

Du kan hitta vitamin C i njurarna, ryggmärgsvätskan, musklerna, hjärnan, plasman, levern, ögonen och i röda

blodkropparna. Vitamin C kan stanna i kroppen i 60 –
100 dagar. Om du konsumerar för mycket vitamin C
sjunker absorptionen (108).

Om du inte konsumerar tillräckligt med vitamin C kan
det leda till hudproblem, muskelsvaghet, infektioner,
hemorrojder och blödning.
Om du å andra sidan konsumerar för mycket av vitamin
C kan det leda till yrsel, magont, diarré och njursten.
Ammande kvinnor och gravida kvinnor bör konsumera
mer vitamin C (108).

Vitamin E kan vara fördelaktigt för upptaget av vitamin
C (108).

Rekommendationer för vitamin C
Det rekommenderade intaget för vitamin C för både män
och kvinnor är 75 milligram per dag. Det lägsta
rekommenderade intaget för både män och kvinnor är 10
milligram per dag. Det finns inget högsta rekommenderat
intag fastställt (105).

Vitamin B$_1$ (Tiamin)

Vitamin B$_1$ eller tiamin, vilket det också kan kallas, är viktigt för utnyttjandet av förgrenade aminosyror och kolhydrater i kroppen (110). Det fungerar som ett vitamin K. I blodet transporteras vitamin B$_1$ med ett protein som kallas tiaminbindande protein. Du kan hitta vitamin B$_1$ i hjärtat, musklerna, hjärnan, levern och njurarna. Vi förlorar vitaminet genom urinen.

Vitamin B$_1$ kan stanna i kroppen i 9 – 18 dagar vilket innebär att vi regelbundet måste konsumera vitaminet annars kan det leda till hjärtmuskelproblem, neurala problem, viktnedgång som inte är hälsosam och anorexia (108).

Tiamin förekommer i fosforylerade former i djurmat som omvandlas till fritt tiamin när det absorberas i kroppen. Tiamin förekommer i fria former i vegetabiliska former. I tunntarmen absorberas tiamin genom ett aktivt bärarmedierat system som involverar fosforylering, men om intaget av tiamin är högt, då är passiv diffusion också involverat i absorptionsprocessen. Tiamin erhålls också i tjocktarmens bakterieflora där det även absorberas.

Omkring 95 % av tiamin absorberas i kroppen. Direkt
efter absorptionen transporteras tiaminet i blodet till
levern. I levern omvandlas tiamin till tiaminpyrofosfat,
dess biologiska aktiva form (111).

Om du inte konsumerar tillräckligt med vitamin B₁ kan
det leda till neural dysfunktion (Torr Beri Beri),
hjärtmuskelproblem (ödem, Blöt Beri Beri), infantil Beri
Beri (om mamman har brist på vitamin B₁ när hon
ammar) och Wernickes encefalopati och Korsakoffs
psykosyndrom som vanligtvis är vanliga hos människor
som dricker alltför mycket alkohol (108).

Du kan hitta vitamin B₁ i fullkornsprodukter, spannmål,
kött, mjölk, mejeriprodukter, bönor och fläsk.
Om du konsumerar rå fisk, skaldjur, kaffe eller te
kommer absorptionen att förstöras på grund av tiaminas
och fenoler i maten (108).

Rekommendationer för vitamin B₁ (Tiamin)

Det rekommenderade intaget för män är 1.4 milligram

per dag och för kvinnor är det 1.1 milligram per dag. Det

lägsta rekommenderade intaget är 0.6 milligram per dag

för män och 0.5 milligram per dag för kvinnor. Det

högsta rekommenderade intaget för män och kvinnor är

inte fastställt (110).

Vitamin B₂ (Riboflavin)

I mat förekommer Riboflavin eller vitamin B₂ som det

också kan kallas, som flavinmononukleotid eller

flavinadenindinukleotid komplexbundet med proteiner

eller som en fri molekyl. I magtarmkanalen omvandlas

(hydrolyseras) proteinbundet riboflavin till fritt

riboflavin. Absorptionshastigheten för riboflavin är

mellan 50 – 60 % för fritt riboflavin och 60 – 70 % av

riboflavin i mat. I kroppen lagras riboflavin

huvudsakligen som flavoproteiner och en mindre mängd

fritt riboflavin. Urinutsöndringen av riboflavin kan ökas

under infektioner eller under negativ kvävebalans.

Urinutsöndringen av riboflavin kan, istället, minskas
under snabb tillväxt (112,113).

Vitamin B_2 är ansvarigt för kolhydratmetabolismen,
lipidmetabolismen, aminosyrametabolismen,
energimetabolismen, hudhälsan (33) och
folatmetabolismen eftersom flavinadenindinukleotid är
ett koenzym för MTHFR
(metylentetrahydrofolatreduktas) som är ansvarigt för
homocysteins metabolism (113).
Vitamin B_2 är väldigt hälsosamt och därför har det några
hälsoeffekter. Vitamin B_2 hjälper att reducera risken för
kärlsjukdom, oxidativ stress (skyddar celler och röda
blodkroppar), förbättrar lipidmetabolismen. Vitamin B_2
hjälper att förbättra absorptionen av zinkjoner och
järnjoner (108).

Om du inte konsumerar tillräckligt med vitamin B_2 kan
det leda till förändringar i huden som cheilos och glossit
(har att göra med tungan), inflammation, överkänslighet i
ögat, anemi, neuropati.

Om du konsumerar ett högt intag av protein måste du öka intaget av vitamin B_2.

Det är, å andra sidan, väldigt svårt att överdosera vitamin B_2 (108).

Du kan hitta vitamin B_2 i djurprodukter, ost, mjölk (den bästa källan), fermenterade mjölkprodukter och baljväxter (108).

Rekommendationer för vitamin B_2 (Riboflavin)

Det rekommenderade intaget för män är 1.7 milligram per dag och för kvinnor 1.3 milligram per dag. Det lägsta rekommenderade intaget av riboflavin är 0.8 milligram per dag för både män och kvinnor. Det högsta rekommenderade intaget för män och kvinnor är inte fastställt (112).

Vitamin B_3 (Niacin)

Niacin är en term för nikotinamid, nikotinsyra, och derivat som uppvisar nikotinamidens biologiska aktivitet. Niacin är mycket ansvarigt för många redoxreaktioner i metabolismen av aminosyror, glukos och fria fettsyror i form av NAD (nikotinamidadenindinukleotid) och/eller NADP (nikotinamidadenindinukleotidfosfat) (114).

NAD och NADP är de former som niacin förekommer i livsmedel, och dessa former absorberas och hydrolyseras i tarmarna. Nikotinsyran absorberas upp till nästan 3 gram. Om niacin är förestrat till polysackarider, vilket händer när niacin förekommer i spannmål som majs, är denna form mindre tillgänglig för kroppen. Aminosyran tryptofan kan omvandlas till niacin, där 60 mg tryptofan ger 1 mg av niacin, vilket inte är så effektivt (114,115).

Niacin är ansvarigt för hudhälsan, magtarmkanalen, nervsystemet och energimetabolismen. När du konsumerar niacin måste du konsumera vitamin B_1, B_2 och B_6 (108). Niacin kan stanna i kroppen i upp till 50 – 60 dagar efter det att det har absorberats, sedan kan bristsymtom uppstå (115).

Om du inte konsumerar tillräckligt med niacin kan det leda till andnöd (pellagra), inflammerad hud (dermatit), demens, diarré och även död (108). Om du konsumerar för mycket niacin kan resultatet bli rodnande och leverskada (116).

I fisk, kött och baljfrukter kan du hitta niacin i form av förformat niacin och i proteinrika livsmedel kan du hitta niacin konverterad från tryptofan (114).

Rekommendationer för vitamin B$_3$ (Niacin)

Det rekommenderade intaget av niacin för män är 18 milligram per dag och 15 milligram per dag för kvinnor. Det lägsta rekommenderade intaget per dag är 12 milligram för män och 9 milligram för kvinnor. Det högsta rekommenderade intaget per dag är 25 milligram för både män och kvinnor (114).

Vitamin B$_5$ (Pantotensyra)

Pantotensyra är vattenlösligt och är ett vitamin i gruppen B-vitaminer. Pantotensyra deltar i intermediärmetabolismen som en del av koenzym A. Du kan hitta pantotensyra i ost, mjölk, grönsaker, kött,

spannmålsprodukter (inklusive bröd), torkade baljväxter,
inälvor och fullkornsprodukter. De bästa källorna är
torkade baljväxter, inälvor och fullkornsprodukter (117).
Pantotensyra är viktigt för anabolism och katabolism som
bärare av acylgrupper. Omkring 40 – 60 % av vitaminet
absorberas i kroppen. Brist på pantotensyra är mycket
sällsynt och väldigt få personer har haft brist. De
personer som har haft bristsymtom har inte ätit tillräckligt
med pantotensyra i sina dieter eller har fått en antagonist
mot pantotensyra.

Vissa människor tror att människans hårfärg kan
återställas med hjälp av pantotensyra, men detta är inte
sant (117).

Vitamin B$_5$ är också ansvarigt för hemoglobin, hormoner,
lipider och energimetabolismen (108).

Rekommendationer för pantotensyra

Det finns inget rekommenderat intag av pantotensyra i de
nordiska länderna på grund av brist på tillräckliga bevis. I
USA är det rekommenderade intaget av pantotensyra 5
milligram per dag för vuxna (118). I Nya Zeeland och

Australien är det rekommenderade intaget för män 6 milligram per dag och för kvinnor 4 milligram per dag.

Vitamin B$_6$

Vitamin B$_6$ är en term för pyridoxal, pyridoxin och pyridoxamin (119). Vitamin B$_6$ är ansvarigt för glykogenmetabolismen, aminosyrametabolismen och kognitiva och immunfunktioner. I blodet transporteras vitamin B$_6$ med plasmaproteiner till vävnaderna. Vitamin B$_6$ kan absorberas mycket lätt i kroppen (108).

I tarmen via en passiv process sker absorptionen av de olika vitamererna av vitamin B$_6$. Pyridoxin höjer koncentrationerna av pyridoxalfosfat 10 % mer än pyridoxamin och pyridoxal.

Cirka 170 milligram vitamin B$_6$ lagras i kroppen, där 80 – 90 % av detta innehåll finns i musklerna. Vitamin B$_6$ kan även hittas i hjärtat, levern och njurarna. Efter 25 – 33 dagar är pyrodoxalfosfat i plasma halvfullt, vilket innebär att vitaminet utsöndras relativt snabbt. 70 – 90 % av vitamin B$_6$ i plasma är pyridoxalfosfat och denna procentnivå är också för lagren i vävnader och för intaget av vitamin B_6. Nivåerna av pyridoxalfosfat kan även påverkas av fysisk aktivitet och ålder.

Om du konsumerar ett högt intag av protein (1.5 gram / kg kroppsvikt), kan nivåerna av pyridoxalfosfat minska med upp till 40 %, därför kan du behöva konsumera extra vitamin B_6 om du konsumerar ett högt intag av protein. Om du har en svår brist på vitamin B_2 (riboflavin) kan det påverka nivåerna av pyridoxalfosfat (120,121).

Du behöver extra vitamin B_6 om du dricker stora mängder av alkohol eller om du tar piller som innehåller ett högt intag av östrogen.

Om du inte konsumerar tillräckligt med vitamin B_6 kan det leda till muskelproblem, neurala problem, vaskulära problem, hjärt-kärlsjukdom, kolorektal cancer, skelettproblem, hudproblem och försämrad reproduktion. Vitamin B_6 kan lagras i musklerna i mycket höga koncentrationer vilket är väldigt farligt och giftigt, så var försiktig med vitamin B_6 så att du inte konsumerar för mycket av det, särskilt kosttillskott som innehåller vitamin B_6 (108). Om du däremot konsumerar för mycket av vitamin B_6 kan konsekvenser som mindre neurologiska symptom (50 mg/dag eller mer) och neurotoxicitet (500 mg/dag eller mer) utvecklas (122).

Du kan hitta vitamin B_6 i fullkorn, animaliska produkter, spannmål, kött, fisk, potatis, bananer, mjölk och inälvor (108).

Rekommendationer för vitamin B_6

Det rekommenderade intaget per dag för män är 1.5 milligram och för kvinnor 1.2 milligram. Det lägsta rekommenderade intaget för män är 1.0 milligram per dag och för kvinnor 0.8 milligram per dag. Det högsta rekommenderade intaget för både män och kvinnor är 25 milligram per dag (119).

Biotin

Biotin är en heterocyklisk förening som är vattenlöslig och är en grupp av B-vitaminerna. Du kan hitta biotin i vetekli, äggulor, havregryn och slaktkött som njurar och lever. Biotin bundet till ett protein digereras i tarmen och när biotin absorberas måste enzymet biotinidas klyva den kovalenta bindningen mellan proteinet och biotinet. Hälften av biotin i livsmedel kan åtminstone absorberas i kroppen (123).

Biotin är ansvarigt för produktionen av fett, omvandlingen av pyruvat till oxaloacetat (en mellanprodukt i citronsyracykeln), nedbrytning av aminosyror, glukoneogenes, energimetabolismen och produktionen av acetyl-CoA (108). Biotin deltar också i karboxyleringsreaktioner där det fungerar som en kofaktor (124).

Brist på biotin är extremt sällsynt, men om du konsumerar 10 råa äggvitor på en dag kan det leda till brist på biotin på grund av antivitaminet avidin (glykoprotein) (108). Avidin förhindrar absorption av biotin, men om du kokar ägget kan inte avidin binda till biotin och biotinet kan absorberas i kroppen (123).

Rekommendationer för biotin

I de nordiska länderna finns det inget rekommenderat intag på grund av brist på tillräckliga bevis, men i Nya

Zeeland och i Australien är det rekommenderade intaget 30 mikrogram per dag för män och 25 mikrogram per dag för kvinnor. I USA är det rekommenderade intaget för biotin 30 mikrogram per dag för både män och kvinnor (124). Därför kan siktet av tillräckligt biotin vara omkring 25 – 30 mikrogram per dag för friska individer.

Vitamin B₉ (Folat)

Folat är en term för föreningar som inkluderar folsyra och derivat som har liknande näringsegenskaper som folsyra. Folat kan även kallas folacin. Folsyra (pteroylmonoglutaminsyra, PGA) är uppbyggt av tre delar, en p-aminobensoesyra, pteridinring och glutaminsyra. Folsyra kan inte hittas naturligt i livsmedel eftersom det är den syntetiska formen av folat (finns i tillskott). I livsmedel består folat av pteroylpolyglutamater (innehåller en till sex ytterligare glutamat-enheter).

Höga koncentrationer av folat finns i gröna grönsaker, lever och baljväxter. Du kan också hitta folat i grönsaker, spannmålsprodukter (inklusive bröd), frukt, mejeriprodukter och bär. Biotillgängligheten av folater uppskattas att vara ca 50 % men detta är en grov uppskattning. Biotillgängligheten av folater från en diet rik på grönsaker, frukt och leverprodukter uppskattas vara 80 % (125,126,127).

Innan folaterna från maten kan absorberas i jejunum måste folatet hydrolyseras till monoglutamater av borstbräm-folatkonjugas (126). I jejunum kan omkring 40 – 90 % av vitaminet absorberas. Folat transporteras med ett protein som kallas plasmafolatbindandeprotein. Vitaminet finns i levern där det kan stanna i veckor till månader. Kroppen förlorar folat genom njurarna (urin) (108).

Folat är ansvarigt för samma funktioner som vitamin B_{12} inklusive aminosyrametabolismen. Folat är också mycket hälsosamt och det har några viktiga och fördelaktiga hälsofunktioner som är fördelaktiga för vår kropp. Det skyddar till exempel mot hjärt-kärlsjukdomar, anemi och kolorektal cancer. Det är också mycket bra mot demens och kognitiva funktioner, men det är även viktigt när det gäller cellreplikation (108).

De människor som är i risk för folatbrist är unga kvinnor (främst), gravida kvinnor (celldelning) och alkoholister. Intaget av folat ökas genom groning, jäsning och produktion av ost medan det däremot minskas av stekning, bakning, UHT-behandling och pastörisering (108).

Rekommendationer för vitamin B9 (folat)

Det rekommenderade intaget av folat är 300 mikrogram per dag för män och 300 mikrogram per dag för kvinnor (400 mikrogram per dag för kvinnor i reproduktiv ålder). Det lägsta rekommenderade intaget av folat är 100 mikrogram per dag för både män och kvinnor. Det högsta rekommenderade intaget för män och kvinnor är inte fastställt (125).

Vetenskapliga kommittén för livsmedel (The Scientific Committee on Food) rekommenderar 1000 mikrogram (1 gram) per dag för vuxna som det högsta rekommenderade intaget (128).

Vitamin B$_{12}$ (Kobalamin)

Vitamin B$_{12}$ är en term för korrinoider som är en grupp av koboltinnehållande föreningar som i människor är aktiva biologiskt.

I livsmedel av animaliskt ursprung som skaldjur, mejeriprodukter, lever, kött och fisk kan du främst hitta vitamin B$_{12}$. För veganer är växtbaserade mjölkersättningsmedel som havremjölk, sojamjölk och rismjölk ofta berikade med vitamin B$_{12}$ och kan därför vara en viktig produkt för veganer (129).

I livsmedel är vitamin B$_{12}$ bundet till ett protein och genom agerandet av pepsin och saltsyra i magsäcken klyvs proteinet från vitamin B$_{12}$ och sedan binds vitamin B$_{12}$ åter igen till haptokorrin (transkobalamin I). Vitamin B$_{12}$ kan inte absorberas utan ett glykoprotein som utsöndras i magsäckens parietalceller och kallas för intrinsic factor. När vitamin B$_{12}$ anländer i tunntarmen binder det till intrinsic factor efter det att det har frigjorts från haptokorrin, och detta komplex (vitamin B$_{12}$ bundet till intrinsic factor) absorberas i ileum av speciella receptorer. I enterocyterna är vitamin B_{12} bundet till transkobalamin II och nu kan komplexet bli kallat för holotranskobalamin, det går in i blodcirkulationen och tas snabbt upp av benmärg, lever och andra vävnader. I cirkulationen är det mesta av vitamin B_{12} bundet till transkobalamin I och kan vara lagrat i många dagar medan holotranskobalamin endast kan vara lagrat i cirka en timme. Vid intag mellan 1.5 mikrogram och 2.0 mikrogram per måltid är ilealreceptorerna mättade, men om intaget ökar resulterar det i minskad andel absorberat vitamin B_{12}. Friska vuxna med normal magfunktion tenderar att absorbera 50 % av dietärt vitamin B_{12}. 2 – 5 milligram av vitamin B_{12} lagras i kroppen och hälften av denna mängd lagras i levern. Omkring 0.1 % av vitamin B_{12} förloras dagligen från den totala kroppspoolen (130,131).

Om du har magsår kommer din absorption att förvärras. Vissa äldre personer har brist på intrinsic factor vilket gör det svårare att absorbera vitamin B_{12}

När vitamin B_{12} har bundits med intrinsic factor transporteras det till blodet där det transporteras med transportproteinet transkobalamin till vävnaderna där det interagerar med folat. Gallan tillåter vitamin B_{12} att reabsorberas i terminala ileum vilket innebär att den enterohepatiska cirkulationen måste fungera bra. Vitamin B_{12} kan vara lagrat i kroppen i 5 – 10 år (108).

Vitamin B_{12} är ansvarigt för aminosyrametabolismen, omvandlingen av homocystein till metionin där tetrahydrofolat behövs, neurologiska funktioner, fettsyrametabolismen och interaktionen med C1-gruppen vid framställning av RNA och DNA med folat (108).

Om du inte konsumerar tillräckligt med vitamin B_{12} kan det leda till perifer neuropati, homocysteinanemi, neurologiska dysfunktioner såsom depression, kognitionsproblem, multipel skleros och schizofreni. Brist kan också leda till perniciös anemi som är hemskt och innebär att erytrocyterna (röda blodkroppar) minskar, men denna sjukdom ses mycket sällan (108). Bristsymtom uppträder endast efter flera år av lågt intag av vitamin B_{12} eller genom minskad absorption, så symptomen av vitamin B_{12}-brist är sällsynta för de flesta människor (130). Vitamin B$_{12}$-bristsymtom uppträder oftast genom vitamin B$_{12}$-malabsorption, vilket ofta beror på personer som har hypoklorhydria (brist på magsyra) och atrofisk gastrit (131).

De personer som är i högre risk att utveckla dessa symtom och sjukdomar är människor som är veganer och de äldre personerna eftersom de ofta har magsår och brist på intrinsic factor och brist på saltsyra vilket kan leda till neuropati vilket är obotligt.

Du hittar vitamin B$_{12}$ i fisk, skaldjur, lever, kött, ägg, mjölk och ost (108).

Rekommendationer för vitamin B$_{12}$

Det rekommenderade intaget för både män och kvinnor är 2 mikrogram per dag. Det lägsta rekommenderade intaget för både män och kvinnor är 1 mikrogram per dag och det högsta rekommenderade intaget för både män och kvinnor är inte fastställt (129). Studier har visat att ett intag av vitamin B$_{12}$ över 100 mikrogram per dag från kosttillskott och livsmedel inte utgör en hälsorisk och därför finns det inget högsta rekommenderat intag av vitamin B$_{12}$ (132).

De tre nästa näringsämnen jag ska beskriva är så kallade makronäringsämnen, som inkluderar kolhydrater, protein och fett.

Kolhydrater

Kolhydrater ger oss energi, de är utgångsmaterial för nukleinsyror, icke-essentiella aminosyror och glukuronsyra (avgiftning, gallsyra) men även aminosocker (glykoproteiner, glukosaminoglukaner) som är viktiga för bindvävsbrosk, signalering och immunförsvaret (133).

Nu ska jag beskriva olika former av kolhydrater, så fortsätt bara med läsningen.

De tre viktigaste kolhydratgrupperna är socker som består av 1 eller 2 monomerer, oligosackarider som består av 3 till 9 monomerer och polysackarider som består av 10 eller fler monomerer. De viktigaste källorna av kolhydrater i livsmedel är laktos, sackaros och

trehalos (disackarider), fruktos, galaktos och glukos
(monosackarider), polysackarider (stärkelse –
huvudformerna är amylopektin och amylos och icke-
stärkelsepolysackarider – huvudformerna är
hemicellulosor, hydrokolloider, cellulosa och pektiner)
och oligosackarider (134).

Vi börjar med högfruktoskornssirap (HFCS) som är en
hydrolys av majsstärkelse. HFCS tillverkas från en
isomerisering av glukos till fruktos (55 %).
Nästa är glykos som är vetestärkelse som delvis har
brutits ner till maltodextriner och glukos.
Nästa är laktos (mjölksocker). Vissa människor är
laktosintoleranta vilket innebär att de har en reducerad
produktion av enzymet laktas. Laktosintolerans är vanligt
i världen. Laktosintolerans kan orsaka diarré,
uppblåsthet, produktion av gas och osmotiska effekter i
magen.
Maltos och sackaros bryts ner i kroppen till fruktos,
glukos och 2 glukos i tarmslemhinnan genom enzymer.
Maltos och sackaros transporteras till levern av leverns

portådersystem. Glukagon och insulin (GLUT4) reglerar blodets glukosnivå.

Stärkelse är en blandning av två former av glukospolymerer (amylopektin och amylos). Stärkelse är också växtens huvudsakliga kolhydratlagringsform. Glykogen är en grenad glukospolymer som liknar amylopektin. Glykogen är den främsta kolhydratlagringsformen i djur. När levern och musklerna behöver bli av med energi, aktiveras glykogen mycket snabbt från cytoplasman. Kroppen digererar amylopektin snabbare än amylos.

Vitargo är en annan form av glykogen som är en mycket stor grenad stärkelsemolekyl som ger kroppen mycket glukos men det påverkar inte den osmotiska balansen (133).

De glykemiska kolhydraterna som betyder "att ge kolhydrater för ämnesomsättningen" inkluderar sackaros och laktos (disackarider), fruktos och glukos (monosackarider), stärkelse (polysackarider) och malto-oligosackarider (134) (ger blodsockerrespons) bryts ner i kroppen av olika enzymer. Amylas som finns i salivet

bryter ner stärkelse. Amylas som också finns i
bukspottkörtelvätska håller upp med nedbrytningen av
stärkelse. Maltas, laktas och sackaras, som finns i
tarmsafter bryter ner disackarider till monosackarider
som transporteras till blodbanan (133). Glukos och
fruktos finns huvudsakligen i bär, frukter, vissa grönsaker
och juicer, och dessa kolhydrater ger sackaros som
huvudsakligen finns i sötsaker och läskedrycker. Laktos
finns huvudsakligen i mjölkprodukter och mjölk. Malto-
oligosackarider finns huvudsakligen i delvis hydrolyserad
stärkelse. Stärkelse finns huvudsakligen i knölar, potatis,
spannmålsprodukter och bröd (135).

Monosackarider transporteras genom leverns
portådersystem till levern som fyller upp glykogenlagret.
Glukos transporteras till blodcirkulationen och galaktos
omvandlas till glukos i levern och fruktos omvandlas till
glukos eller fett i levern. Blodsockernivån är ca 4 – 5.5
mmol / L.
Glukos eller galaktos och natriumjoner (Na^+) samlas upp
av SGLT1. Fruktos samlas upp av GLUT5. När galaktos,
glukos och fruktos finns i cellen hjälper GLUT2 till med

transporten i blodet. Alla dessa processer kostar ATP
(energi) (133).

Karakteriseringen av fruktos är att ett högt intag av
fruktos kan orsaka ökade nivåer av blodlipider och ökad
fettinlagring i levern. När vi konsumerar mer energi än
kroppen förbrukar, omvandlas fruktos till fett i levern när
glukos är närvarande. När fett produceras stimulerar det
bildandet av VLDL (133).

En annan form av kolhydrater är polysackarider som kan
vara i form av smältbar och osmältbar. De smältbara
polysackariderna karakteriseras av att de kan brytas ner
av mag-tarmkanalenzymerna. Kolhydraterna som kan
brytas ner är glykogen och stärkelse och det är endast
dessa som kan höja blodsockret. De osmältbara
polysackariderna karakteriseras av att de inte kan brytas
ned i mag-tarmkanalen. Kolhydraterna som inte kan
brytas ner är kostfiber, ceullosa och resistent stärkelse
(133).

En annan form av kolhydrater är kostfiber som består av resistenta oligosackarider (galakto-oligosackarider, fruktoligosackarider och andra resistenta oligosackarider), icke-stärkelsepolysackarider (hemicellulosor, hydrokolloider, pektin och cellulosa), lignin och resistent stärkelse (vissa typer av stärkelsegranuler, fysiskt sluten stärkelse, kemiskt modifierad stärkelse och retrograderad amylos) (136). Om polyoler absorberas i överskott i tunntarmen kan resultaten bli diarré. Om fruktos konsumeras utan glukos kan det också orsaka diarré (137).

En annan form av kolhydrater är cellulosa som består av raka glukoskedjor, som producerar kostfibrer som hålls samman av starka vätebindningar. Därför är cellulosa inte vattenlösligt (133).

En annan form av kolhydrater är oligosackarider som består av beta-galaktosidbindningar som människan inte kan klyva som leder till gasbildning i mikrofloran som leder till flatulens som leder till produktion av SCFA (133).

En annan form av kolhydrater är gelbildande kostfibrer.
Dessa har positivt specifika funktioner i kroppen.
Blodsockret ökar till exempel långsammare, magen töms
långsammare, blodkolesterolnivån minskas något, de
binder gallsalter och förhindrar dem från att återvända till
levern, levern tar bort blodkolesterol för att producera
mer gallsalter. Du kan hitta gelbildande kostfibrer i
psylliumfrön, havregryn, frukter och grönsaker (133).

Blodsockernivån är viktig för kroppen. Hjärnans
huvudsakliga substrat är glukos vilket innebär att hjärnan
inte kan använda fett eller protein som energikällor. Detta
betyder att hjärnan behöver ett jämnt flöde av glukos
(socker). Blodsockernivån upprätthålls även av
hormoner. Glukagon ökar frisättningen av glukos från
levern. Insulin ökar cellernas upptag av glukos.
Adrenalin ökar musklernas upptag av glukos. Inkretiner
(GLP-1 och GIP) hämmar glukagon och stimulerar
insulin (133). Blodglukosnivån bestäms av 1) hur snabbt
kolhydrater tas upp i kroppen, 2) elimineringen eller
leverns upptag, och 3) glukosupptag i periferalen (138).

När blodsockernivån sänks (hypoglykemi) orsakar det minskad glukoneogenes och ökad produktion av glykogen i levern. Kroppen kan hantera låga blodsockernivåer genom regenerering av glukos från mjölksyra, nedbrytning av leverglykogen till glukos, glukoneogenes från glycerol och glukogena aminosyror i levern och i njurarna och genom glycerol från nedbrytning som endast kan ge ketonkroppar som kan användas av hjärnan när det inte finns tillräckligt med glukos (133).

När vi läser om kolhydrater kan vi se något som kallas Glykemiskt Index (GI) vilket är hur snabbt olika livsmedel ger ett insulinsvar i kroppen. Om GI är högt ger det dig ett snabbt insulinsvar och om GI är lågt ger det dig ett långsamt insulinsvar. Referensintaget som bestämmer GI är 50 g glukos.

Matens GI-nivå påverkas av cellstrukturen (om det är fullkorn, vilket ger ett långsamt insulinsvar eller om det är ett vitt bröd vilket ger ett snabbt insulinsvar), amylopektin / amylos-förhållandet, socker, kristallisation

– retrogradering, organiska syror, amylasinhibitorer och viskositet (gelatiniseringsgraden) (133).

När vi pratar om kolhydrater bör vi nämna något om tarmfloran (våra tarmbakterier). Tarmfloran har en vikt på 1 – 1.5 kg (2.22 – 3.33 lbs). Det finns runt 1000 olika arter där de flesta av dem finns i tjocktarmen. Bakterierna lever på ämnen som inte kan brytas ner och absorberas i tunntarmen. Tarmfloran är mycket viktig för den övergripande hälsan (133).

När vi pratar om kolhydrater bör vi också täcka vad de fermenterbara kostfibrerna producerar. De producerar SCFA (många har positiva hälsoeffekter), antimikrobiella medel, gaser, ökad dräneringsvolym, snabbare passagetid och ökat antal bra bakterier.
Medan å andra sidan ger icke-fermenterbara kostfibrer ökad dräneringsvolym, snabbare passagetid och det binder vatten. Icke-fermenterbara kostfibrer är i form av cellulosa och det stimulerar peristaltik som reducerar risken för gropar och förstoppning. Det ger också bulk till tarmbakterierna.

Kostfibrer producerar också vissa fermenteringsprodukter som är SCFA-propionat, ättiksyra och butyrat som absorberas i tjocktarmen. Propionat minskar produktionen av kolesterol, butyrat ger näring till tarmslemhinnan som ger oss god hälsa i tarmen, ättiksyra ger energi till vävnader och muskler. Kostfibrer ger också lägre pH vilket leder till mindre produktion av cancerogena substanser (133).

När vi nu pratar om kostfibrer är det ett perfekt tillfälle att berätta varför det är ohälsosamt för dig att konsumera för lite kostfibrer. För lite konsumtion av kostfibrer kan leda till utvecklingen av diabetes, utvecklingen av tunntarmscancer, utvecklingen av hjärt-kärlsjukdomar, förstoppning och risk för övervikt (133).

Något intressant om kolhydrater är att om du konsumerar för mycket kolhydrater kommer det att hämma fettoxidationen och fettnedbrytningen (fettförbränningsprocessen). Detta innebär att vi inte bör konsumera för mycket kolhydrater när vi vill gå ned i vikt, men när vi vill bygga muskler och bli större då är kolhydrater utmärkt att konsumera i en större mängd.

Men en sak är säker, du behöver kolhydrater i din kost så att din kropp kan fungera bra.

Ett för lågt intag av kolhydrater kan vara fördelaktigt ibland. Ett lågt kolhydratintag kommer att leda till viktnedgång, men som jag skrev tidigare i boken, viktnedgången kommer nästan att vara densamma vare sig du konsumerar mer kolhydrater eller om du konsumerar färre kolhydrater. I en del tidningar kan du se en person som säger, "Jag gick ned 6 kg (13.33 lbs) på bara en vecka". Tror du att det är sant? Jag vet att det är sant, eftersom om du konsumerar kolhydrater, eller konsumerar mycket få kolhydrater kommer det att ge dig en snabb viktnedgång eftersom du kommer att förlora vatten som är bundet i glykogen. Att konsumera för lite kolhydrater under en lång tidsperiod är ohälsosamt för din kropp! När du går ner i vikt påverkas blodsockernivån och kolesterolnivåerna positivt (133).

Hur digererar kroppen kolhydrater?

De långa kolhydratkedjorna klyvs till disackarider av enzymet alfa-amylas i saliv och bukspott. Nedbrytningen av kolhydraterna börjar i saliven och fortsätter i tunntarmen där bukspottkörteln utsöndrar bukspott som innehåller en hel del av alfa-amylas, och det är även här den största delen av kolhydraterna bryts ner. Enzymer i mikrovilli i tunntarmen hjälper att bryta ner disackarider till monosackarider i form av galaktos, glukos och fruktos, och det är dessa monosackarider som vi absorberar. Alla dessa tre former av monosackarider kommer att passera mikrovillis epitelceller, men galaktos och glukos kommer att absorberas genom sekundär aktiv transport som är natriumberoende i epitelcellerna, medan fruktos kommer att passera till epitelcellerna genom underlättad diffusion. Genom underlättad diffusion lämnar galaktos, glukos och fruktos epitelcellerna och transporteras till levern via leverns portådersystem. När monosackariderna har transporterats till levern går de ut i blodcirkulationen genom blodkärlet som kallas vena cava inferior (32).

Rekommenderat intag av kolhydrater

Det rekommenderade intaget av kolhydrater är 45 – 60 % av det totala energiintaget. Tillförda sockerarter bör hållas under 10 % av det totala energiintaget och kostfibrer bör vara 25 gram / dag eller mer för kvinnor och 35 gram / dag eller mer för män, enligt NNR 2012 (139).

De viktigaste källorna till kolhydrater bör vara hela frukter, baljfrukter, fullkorn, grönsaker, frön och nötter. Det rekommenderade kolhydratintaget på 45 – 60 % av det totala energiintaget är det bästa utbudet för att minska risken för kroniska sjukdomar. Ett tillräckligt intag av kostfibrer hjälper att reducera risken för förstoppning och bidrar till en minskad risk för typ-2-diabetes, hjärt-kärlsjukdom och tjocktarmscancer, det bidrar också till att upprätthålla en hälsosam kroppsvikt (140).

Intaget av tillsatta raffinerade sockerarter (fruktos, sackaros, stärkelsehydrolysat som hög fruktossirap och glukossirap och andra isolerade sockerberedningar som används som tillverkning eller livsmedelsberedning) bör vara mindre än 10 % av det totala energiintaget på grund av att försäkra om ett tillräckligt intag av kostfibrer och mikronäringsämnen som är mycket viktiga för individer som förlorar kroppsvikt på grund av ett lågt kaloriintag och för barn. Intaget av sockersöta drycker ökar risken för tandkaries, övervikt och diabetes mellitus 2 och på grund av dessa bevis bör det totala intaget av socker begränsas till mindre än 10 % av det totala energiintaget (141).

Kolhydrater och glykemiska kolhydrater relaterade till kroppsvikt

Systematiska översyner och metaanalyser har visat att ett ökat intag av socker är förknippat med viktökning medan ett reducerat intag av socker är förknippat med viktminskning bland vuxna.

En annan systematisk översyn och metaanalys av 33 randomiserade kontrollerade studier visade att ett reducerat fettintag (28 – 43 % av det totala energiintaget) resulterade i en mindre viktökning på 1.4 – 1.6 kg (3.11 lbs – 3.55 lbs).

Den systematiska översynen av NNR 2012 visade att andelen makronäringsämnen hade liten inverkan på behandling av fetma, medan färre kött, raffinerade korn, sockerrika livsmedel och drycker och massor av mejeriprodukter och fiberrika livsmedel var associerade med lägre kroppsvikt.

Metaanalyser har visat att dieter med högt proteinintag
och lågt kolhydratintag resulterade i lägre kroppsvikt
eller liknande kroppsvikt jämfört med dieter lågt i fett
upp till sex månader. Långtidseffekter av låga
kolhydratdieter relaterade till kroppsvikt är mindre klara
(142,143).

Kostfiberrika livsmedel har effekter som långsammare
magtömning, minskar energidensitet, minskar
absorptionsnivån och har en kortvarig ökning av mättnad.
Dessa effekter av kostfiberrika livsmedel kan spela en
viktig roll när det gäller minskning av kroppsvikt (144).
Det finns sannolika bevis att kroppsvikt bland vuxna
minskar när intaget av kostfibrer i kosten ökar (145). De
viktigaste källorna till kostfibrer bör komma från hela
frukter, baljfrukter, fullkornsprodukter, nötter och
grönsaker (146).

Protein

Det finns 20 + 1 vanliga aminosyror där +1 är
selenocystein. Aminosyrorna grupperas enligt

sidokedjorna på aminosyrorna som kan vara polära, hydrofoba, modifierade (speciella fall), positivt laddade och negativt laddade. Aminosyror är också Zwitterjoner vilket innebär att de både har en positiv laddning och en negativ laddning och är även vattenlösliga.

Proteiner är uppbyggda av peptidbindningar (kedja av aminosyror) som skapas mellan en aminogrupp och en karboxylgrupp, skapas med hjälp av cellens ribosomer och är relativt stabila. Vanliga peptidbindningar hydrolyseras av proteaser, såsom trypsin, pepsin och karboxipeptidas, medan peptidbindningar mellan sidokedjorna inte hydrolyseras genom matsmältningsenzymer (147).

Proteiner har fyra olika strukturer: primär struktur, sekundär struktur, tertiär struktur och kvartär struktur. Den primära strukturen handlar om ordningen av aminosyrorna och bestäms för genen för proteinet (en DNA-kod). Den sekundära strukturen handlar om regelbundna upprepande mönster i strukturen som beror på vätebindningar. Två vanliga strukturer i den sekundära strukturen är alfa-helix och beta-struktur. Den tertiära strukturen handlar om hur hela peptidkedjan viks vilket beror på länkarna mellan sidokedjorna. Den sista strukturen, den kvartära strukturen, handlar om interaktioner och form mellan två eller flera subenheter i ett protein, exempelvis, A2B2: 2 delar av A-subenheter och 2 delar av B-subenheter (147).

Hur fungerar nedbrytningen och upptaget av protein?

Proteiner från mat bryts ner i tunntarmen och i magsäcken för att frigöra aminosyror (största delen), di- och tripeptider och oligopeptider (av oligopeptidaser). Dessa nedbrutna proteiner absorberas mestadels i tunntarmens mukosaceller. Peptiderna i tunntarmen tas upp av PEPT1, peptiderna i njurarna tas upp av PEPT2 och peptiderna transporteras med H^+.

Kroppen tar upp peptid- och aminosyrablandning snabbare än bara ren aminosyrablandning (147).

Olika proteiner har olika näringsvärde på grund av olika aminosyrainnehåll. Om du inte konsumerar tillräckligt av alla essentiella aminosyrorna kan det leda till en negativ kvävebalans. Om du konsumerar vegetabiliska livsmedel med aminosyror kan du sakna några av de essentiella aminosyrorna eftersom det inte finns tillräckligt med essentiella aminosyror i vegetabiliska livsmedel. Å andra sidan innehåller animaliska livsmedel med aminosyror tillräckliga essentiella aminosyror för kroppens behov (147).

Vissa aminosyror är otillgängliga, såsom aminosyror som inte frigörs genom matsmältning. Det största problemet när det gäller aminosyror är lysin eftersom det är mycket begränsat i många nutrionella proteiner, det har en E-aminogrupp som kan skapa en peptidbindning med en karboxylsidokedja som inte kan brytas ned av enzymerna i magsäcken och tunntarmen (147).

Om du konsumerar för mycket proteiner, lagras inte de överflödiga aminosyrorna, utan de bryts ner genom antingen deaminering (aminogruppen avlägsnas och bildar urea) eller att kolskelettet tas hand om. Kolskelettet kan sönderdelas på två olika sätt, beroende på slutprodukten. Den första vägen och slutprodukten är glukogena aminosyror vilket innebär att skelettet metaboliseras till oxaloacetat eller pyruvat som kan omvandlas till glukos genom glukoneogenesen. Den andra vägen och slutprodukten är ketogena aminosyror vilket innebär att skelettet metaboliseras till acetoacetyl-CoA eller acetyl-CoA som kan omvandlas till ketonceller (147).

Du kan hitta proteiner mestadels i kött, mejeriprodukter och spannmål (147).

Befolkningsreferensintaget för protein är för äldre vuxna 0,83 gram / kg kroppsvikt per dag och för spädbarn, barn och ungdomar mellan 0,83 gram och 1,31 gram / kg kroppsvikt per dag beroende på ålder (147).

Vi förlorar alltid några av de proteiner vi konsumerar dagligen, cirka 10 g protein / dag av cirka 150 – 200 g protein / dag förloras när vi gör våra behov på toaletten. Dessa förlorade 10 g proteiner kan vara genom icke-nedbrutna proteiner från kosten, mukosaceller, tarmbakterier och slem som är svåra att bryta ner och är stabila.

Cirka 16.5 % protein är kväve och kväve förlorar vi från urin, avföring, döda hudceller, hår och svett.

Det kan finnas en positiv och en negativ kvävebalans. En positiv kvävebalans innebär att kväveintaget är högre än förlusterna vilket leder till anabolism (byggnadsfasen) som är viktig för växande barn. En negativ kvävebalans innebär att intaget är lägre än förlusterna vilket leder till katabolism (nedbrytningsfasen) som kan orsakas av ett trauma, proteinbrist i kosten eller av en infektion.

Kvävebalansen är negativ under fasta/svält och är positiv efter en måltid.

Om du inte konsumerar tillräckligt med proteiner kan det leda till kakexi som är muskelatrofi och utmärgling. Symtomen på kakexi är minskad produktion av protein och ökad nedbrytning av protein. Kakexi kan ses hos äldre människor, HIV-patienter, cancerpatienter, personer med anorexi och naturligtvis när proteinintaget är för lågt.

Om du vill ha en bra kvävebalans måste du öka ditt proteinintag (147).

Hur digererar kroppen proteiner?

Proteinerna börjar att digereras i magsäcken där det viktigaste proteinnedbrytande enzymet kallas pepsinogen som aktiveras av saltsyra till pepsin (det aktiva enzymet som digererar proteiner). Ingen digestion av proteiner sker i saliven. Ett annat viktigt enzym när det gäller proteiner är trypsinogen (i bukspottkörteln) som aktiveras av enterokinaser i tunntarmen, och dess funktion är att aktivera inaktiva zymogener som frigörs från bukspottkörteln såsom chymotrypsin och trypsin (digererar proteiner). 20 olika aminopeptidaser (som finns i epitelcellernas luminala membran) tillsammans med trypsin, pepsin och chymotrypsin digererar proteiner. Det finns nu olika långa peptidkedjor i lumen som vi hämtar upp med hjälp av sekundär aktiv transport kopplad till Na^+ vilket resulterar i att aminosyrorna går till epitelcellen. Endast en aminosyra kan spjälkas åt gången och tas upp av epitelcellen. Aminopeptidaserna hjälper till att spjälka peptiderna (om det exempelvis är tre av dem, kallade tripeptider). Dipeptider och tripeptider kan alltså tas upp och digereras i epitelcellen och bli fria aminosyror genom en hydrolys av peptidbindningarna. Transporten av detta system kallas sekundär aktiv transport som är ansluten till H^+-gradienten. Med hjälp av faciliterad diffusion transporteras aminosyrorna från epitelcellerna till leverns portådersystem, från leverns portådersystem transporteras aminosyrorna till levern (32).

Rekommenderat intag av protein

Det rekommenderade proteinintaget är 10 – 20 % av det totala energiintaget som motsvarar ca 0,8 – 1,5 g protein / kg kroppsvikt per dag för vuxna, enligt NNR 2012 (148).

Protein relaterat till kroppsvikt, muskelmassa, styrka och fysisk aktivitet

Det har visat sig att deltagare upplever högre mättnad efter proteinintag än efter fettintag och kolhydratintag. En systematisk översyn som analyserade lågkalori/hög-proteindieter från år 1966 till 2003 relaterade till viktnedgång, visade att endast lågkaloriintaget var associerat med viktnedgång och inte proteinintaget.

Sammansättningen av makronäringsämnen i kosten
påverkar inte förändringar i midjemått eller kroppsvikt.
Enligt NNR 2012 finns det inte tillräckligt med data om
proteinintag hos feta/överviktiga deltagare i samband
med viktminskning för en fastställning (149,150).
De flesta systematiska översynerna visar att mindre
mager kroppsmassa förloras när proteinintaget är mellan
13 – 20 % av det totala energiintaget (149).
Enligt ståndpunkten bör idrottare som utför
uthållighetsträning och styrketräning konsumera ett
proteinintag mellan 1,2 – 1,7 gram per kg kroppsvikt,
men hos friska vuxna som utför regelbunden fysisk
aktivitet behöver proteinintaget inte ökas eftersom det
finns lite bevis på detta område (151).
En kortvarig studie visade att muskelproteinsyntesen
efter ett träningspass ökade lika mycket av 30 gram
protein som 90 gram protein i måltiden efter ett
träningspass (152).

Fett

Den första frågan jag kommer att fråga och ge svar på är: varför behöver vi fett?

Fett skyddar inre organ, lagrar energi i fettvävnaden som energireserver, bygger och reparerar celler, surfaktant för att reducera lungornas tryck, adiponektin och leptin produceras av fettvävnaden, utgångsmaterial för steroidhormoner såsom östrogen, testosteron, progesteron och kortisol, aldosteron och dehydroepiandrosteron (DHEA) och fett är också viktigt för upptaget av de fettlösliga vitaminerna A, D, E och K (153).

När du konsumerar för mycket energi (kalorier), kommer de överflödiga kalorierna att lagras i fettceller som triglycerider i normalviktiga individer. I feta individer kan de överflödiga kalorierna även lagras i levern, musklerna och bukspottkörteln. Triglyceriderna produceras i levern, enterocyterna, fettcellerna och bröstkörtlarna under amning genom förestring av tre fettsyror i ett glycerolskelett. En triglycerid är uppbyggd av tre förestrade fettsyror bundna till en glycerol. De tre

förestrade fettsyrorna kan vara omättade, mättade, cis-
form, trans-form och grenad kolkedja (153).

Fettet kan även vara i form av fosfolipider som kan vara i
två former, antingen fosfoglycerider vilka är uppbyggda
av två fettsyror och en ester av glycerol eller
sfingolipider som är uppbyggda av en fettsyra och en
ester av sfingosin (153).

Fettet kan också vara i form av kolesterol som är
närvarande förestrat med en fettsyra eller i fri form. Men
varför är kolesterol viktigt för oss? Kolesterol stabiliserar
cellmembran, det är utgångsmaterialet för gallsyror och
steroidhormoner, det produceras i levern av enzymet
HMG-CoA-reduktas, men den kan även produceras i alla
celler som har en kärna, det absorberas från tarmarna och
införlivas i kylomikronerna i enterocyterna, det
absorberas med hjälp av NPC1L1 i tarmarna och
överskott av kolesterol förloras genom avföring (153).

Kolesterolets nedbrytning sker på det sättet att kolesterol
oxideras av levern till olika gallsalter genom konjugering

till taurin, glycin, sulfat eller glukuronsyra. 5 % av kolesterolet förloras genom avföring och 95 % av kolesterolet återvänder till det enterohepatiska kretsloppet. Kolesterolet kan transporteras till levern på något av två sätt, det första sättet är att HDL transporterar kolesterol direkt till levern och det andra sättet är att HDL lämnar kolesterolet till IDL eller kylomikroner som tar kolesterol till levern (153).

När vi konsumerar mat med fett utsöndras enzymrikt bukspott och galla som innehåller kolesterol, 95 % vatten och xenobiotika. Gallan emulgerar fettet, gallsalterna aktiverar kolesterolesteras och när gallkoncentrationen är hög kommer en micell att skapas (yttre del av fosfolipider, inre hydrofob del med monoglycerider, kolesterol och fria fettsyror) (153).

När fettet behöver digereras behövs några enzymer för denna process. Det första enzymet är lipas som kommer från magsaft och saliv som hydrolyserar triglycerider till fria fettsyror, monoglycerider och glycerol. Det andra enzymet är fosfolipaser som hydrolyserar fosfolipider.

Det tredje och sista enzymet är kolesterolesteras som
hydrolyserar kolesterolestrar som leder till bildandet av
en fettsyra, fritt kolesterol, triglycerider, fosfolipider och
estrar av fettlösliga vitaminer (153).

Fettet absorberas i övre delen av tunntarmen som är
pläterad med mikrovilli och villi för ytförstoring. I villi
finns lymfkörtlar och blodkärl. Kortkedjiga fettsyror
transporteras med albumin i leverns portådersystem
eftersom de har blivit hydrolyserade av tarmcellipaset.
Lipider i form av monoglycerider, fria fettsyror och
kolesterol transporteras till enterocyterna via
bärarmedierad transport eller passiv diffusion efter att de
har passerat membranet. Endast monoglycerider och fria
fettsyror passerar membranet till 100 % medan kolesterol
endast passerar membranet till 50 %.
Å andra sidan återförestras långkedjiga fettsyror med
glycerol och tillsammans med apolipoproteiner,
fosfolipider och kolesterol, är de alla förpackade i något
som kallas kylomikroner som är stora vesiklar som
transporteras till lymfan för vidare transport till blodet.
Kylomikroner innehåller B-48 och E (34,100). I

blodcirkulationen kopplas ApoC2 (kopplar
lipoproteinlipas med kylomikronerna) till
kylomikronerna. En hydrolys, som börjar efter två till tre
minuter efter att kylomikronerna har transporterats till
blodcirkulationen har omkring 50 % av triglyceriderna
från kylomikronerna släppts fria, där triglycerider behövs
för att frisätta fria fettsyror under transporten i blodet för
att kylomikroner ska ta sig in i celler. Triglyceriderna kan
antingen användas av muskler under en
muskelkontraktion eller lagras i fettceller (153).

Fettet transporteras i blodet via olika lipoproteiner som är
uppbyggda av fosfolipider, kolesterol, proteiner, en
vattenlöslig yta, en fettlöslig inre kärna av
kolesterolestrar, triglycerider, estrar av fettlösliga
vitaminer och apolipoproteiner. Alla kylomikronerna
transporteras till muskler som energisubstrat eller till
fettvävnader för lagring (153).

Det finns några viktiga hormoner som kontrollerar
fettmetabolismen, dessa hormoner är glukagon,
tillväxthormon, adrenalin, kortisol och insulin. Glukagon

stimulerar ketogenes, tillväxthormon stimulerar lipolys, adrenalin stimulerar lipolys, kortisol stimulerar lipolys och insulin hämmar lipolys.

Det finns även ett hormon som kallas hormonkänsligt lipas (HSL) som hämmas av insulin och aktiveras av adrenalin och katalyserar nedbrytning av triglycerider till fritt fettsyraglycerol. Ett annat viktigt hormon är lipoproteinlipas (LPL) som hydrolyserar triglycerider till fria fettsyror och monoglycerider.

Ett annat viktigt hormon är lågt densitetslipoprotein (LDL) som är ansvarigt för produktionen av kolesterol i cellerna och transporten av kolesterol till cellerna. LDL är uppbyggt av 45 % kolesterol. Apo-B100 binds till receptorer av LDL och produceras i levern.

Högt densitetsprotein (HDL) är ett annat viktigt hormon när det kommer till fett, och HDL är en liten partikel som är uppbyggd av 24 % fosfolipider, 50 % protein, 22 % kolesterol och ApoA1. HDL transporterar triglycerider och överflödigt kolesterol i blodet och vävnader till levern.

Väldigt lågt densitetsprotein (VLDL) är ett annat viktigt hormon som är uppbyggt av Apo-B100, E (34,100) och

C-II av HDL när det kommer till blodcirkulationen.

VLDL fördelar lipider för omedelbar användning eller lagring och produceras i levern av vad som finns tillgängligt. Innehållet av VLDL beror på innehållet i HDL, LDL, kylomikronrester, lipogenes i levern och fettsyror transporterade av albumin. LPL hydrolyserar triglycerider i VLDL och passerar gradvis till IDL före 50 – 60 % av IDL transformeras till LDL. Resten, 40 – 50 % av IDL absorberas i levern. Om du konsumerar en hel del kolhydrater ökar produktionen av VLDL.

Det finns också NPC1L1 som är mycket viktigt när det gäller fett. NPC1L1 behövs för upptaget av kolesterol, uppregleras när vi konsumerar små mängder av kolesterol och är viktigt för upptaget av växtsteroler och kolesterol.

CD36 som är en receptor, är också viktig när det gäller fett. CD36 uttrycks mer när vi konsumerar en kost rik på fett, det uttrycks också mer i fettvävnaden hos människor som har diabetes typ II. CD36 är viktigt för att ta upp fria fettsyror för energianvändning i musklerna och för lagring i fettvävnader. CD36 finns på tvärgående muskler och fettvävnader (153).

Fett kan komma in i kroppen genom två vägar, den första är den endogena lipoproteinvägen och den andra är den exogena lipoproteinvägen. Den endogena lipoproteinvägen innebär att fett, som lipoproteiner, lagras i levern så att det kan transporteras till blodcirkulationen eller produceras i levern. Den exogena lipoproteinvägen innebär å andra sidan att fettet kommer in i blodet genom maten och under påverkan av LPL omvandlas kylomikronerna till rester av kylomikroner som absorberas i levern. I tarmkanalens epitelceller produceras kylomikroner (153).

Produktionen av kylomikroner förändras under olika sjukdomstillstånd. Till exempel kan en hög produktion av lipoproteinpartiklar och / eller en dysfunktion av LPL orsaka postprandial lipidemi, vilket kan ses hos personer med diabetes typ 2, fetma, hjärt-kärlsjudkomar och insulinresistens.

Om du har ett stort antal av triglycerider i blodet och många rester av kylomikroner i blodet kan du ha en ökad risk för hjärt-kärlsjukdomar. Höga nivåer av triglycerider i den postprandiala sektionen kan vara en högre risk för hjärt-kärlsjukdom, men inte när en person fastar! Mängden triglycerider styrs av två faktorer, mängden kylomikroner (bidrar mest) och mängden VLDL. Resterna av kylomikroner kan även orsaka ateroskleros genom att tränga in i kärlväggen (153).

Vi har en fettmetabolism i levern. Levern är ansvarig för produktionen av VLDL, kolesterol och HDL. Det är också centrum för lipidmetabolismen. Levern tar upp rester av kylomikroner och LDL och kan även lagra, forma och exportera triglycerider. Levern är även ansvarig för produktionen av ketonkroppar genom fettsyraoxidation som förbinder citronsyracykeln med fettmetabolismen (153).

Något mycket intressant om fett är att normalviktiga individer har fler receptorer för fett vilket gör att dessa individer känner mättnad tidigare än individer som är feta eller överviktiga eftersom de individerna har färre receptorer för fett. Detta kan vara en anledning till att personer med fetma kan äta mycket mat, särskilt hög fetthalt, de har färre receptorer för fett. När du går ner i vikt kommer receptorerna för fett att vara fler och du kommer att börja känna mer mättnad tidigare när du konsumerar fet mat (153).

Hur digererar kroppen fett?

För att göra fettdroppar mindre behöver vi se till att fettdropparna blandas med gallsalter. För att få gallsalter behöver vi släppa ut galla (fosfolipider släpps också ut samtidigt) till fettet i maten och till tunntarmen. När detta sker emulgeras fettdropparna på grund av ökad yta av fettet. Vad som gör att maten (kymus) blandas tillsammans är tarmrörelserna, fosfolipiderna och gallsalterna. Ett enzym som kallas lipas som kommer från bukspottkörteln digererar fett till fria fettsyror och monoglycerider (en fettsyra bunden till ett glycerolskelett) vilka båda producerar miceller. Micellerna gör något som kallas micellbildning, det är när micellerna sätter in sina fettsyror i varandra. Det är endast fria fettsyrorna och monoglyceriderna som kan absorberas av fettet som transporteras enkelt genom diffusion till monoglyceriderna och fria fettsyrorna. Så,

lipaset hjälper till att släppa fria fettsyrorna och
monoglyceriderna fria från fettdroppen som består av
triglycerider (tre fettsyror bundna till ett glycerolskelett).
Lipaset spjälkar två av tre fettsyror på glycerolskelettet
vilket lämnar oss med en fettsyra som kallas för
monoglycerid vilken absorberas till tarmens epitelceller.
När de fria fettsyrorna och monoglyceriderna diffunderar
in i epitelcellen (enterocyter), kommer de att
återsyntetiseras till triglycerider igen med hjälp av
enzymer i cellens endoplasmatiska retikel.
Triglyceriderna kommer att förpackas i en liten
membranvesikel (kylomikroner) som transporteras
genom exocytos till laktealen i villusen och vidare
diffunderas in i lymfkörtlarna i ett blint lymfsystem som
transporteras, samlas in och töms i nyckelbensvenen.
Observera här att fettet inte transporteras till leverns
portådersystem, i stället hamnar det i lymfan och
fortsätter att transporteras direkt till blodbanan. Det är
bara SCFAs som kan transporteras direkt till levern, men
inte de långkedjiga fettsyrorna (32).

Det finns gastriskt lipas i magsäcken, lingualt lipas i munnen och pankreatiskt lipas i bukspottkörteln där alla är viktiga för fettabsorption och fettdigestion, men det pankreatiska lipaset är viktigast. När vi konsumerar fett stimulerar vi produktionen av CCK som släpper ut galla och enzymer från bukspottkörteln via en sfinkter som kallas för Oddi's sfinkter. Triglyceriderna i kylomikronerna kommer att digereras till fria fettsyror av enzymer, och dessa fria fettsyror kan användas för att lagra överflödigt fett i fettvävnader eller använda det i muskelarbete. Kylomikronerna hamnar i lymfvätskan (laktealer) (32).

Rekommenderat intag av fett och fria fettsyror

Det rekommenderade intaget av totalt fett är 25 – 40 % av det totala energiintaget, enligt NNR 2012. Det rekommenderade intaget av enkelomättat fett är 10 – 20 % av det totala energiintaget, fleromättat fett rekommenderas vara 5 – 10 % av det totala energiintaget, n-3-fett (omega-3) bör hållas lika med eller över 1 % av det totala energiintaget, mättade fettsyror bör hållas under

10 % av det totala energiintaget och transfettsyror bör vara så lågt som möjligt, enligt NNR 2012 (154).

NNR 2012 rekommenderar att de mättade fettsyrorna bör ersättas med enkelomättade fettsyror (oljesyra) och fleromättade fettsyror från vegetabiliska kostkällor som rapsolja eller olivolja för att minska koncentrationerna av serum LDL-kolesterol. Reduktion av LDL/HDL-kolesterolförhållandet och risken för kranskärlssjukdom ses när transfettsyror eller mättade fettsyror ersätts med enkelomättade fettsyror och fleromättade fettsyror (155). NNR 2012 rekommenderar inte att det totala fettintaget bör reduceras under 25 % av det totala energiintaget på grund av ökade koncentrationer av triglycerider i serum och risken för nedsatt glukostolerans och risken för att minska HDL-kolesterol men även för svårigheten att säkerställa tillräckligt med intag av essentiella fettsyror och fettlösliga vitaminer (156).

Fett och fettsyror relaterade till kroppsvikt

Enligt interventionsstudier är viktminskningen i genomsnitt 1,4 – 1,6 kg (3,11 lbs – 3,55 lbs) från sex månader till åtta år när deltagarna konsumerar begränsade reducerade fettdieter. Det finns inga bevis på att kroppsvikten påverkas av fettkvaliteten (157).

Kapitel 13
Kalorier, fysisk aktivitet och viktminskning

När det kommer till viktminskning är en viktig faktor att minnas att förlora ett pound (0.45 kg) fett krävs det cirka 3500 kalorier. Så, om du vill förlora 1 till 2 pounds (0.45 kg till 0,90 kg) per vecka måste du reducera kaloriintaget med omkring 500 – 1000 kalorier under din upprätthållandenivå. Men hur vet du vad din upprätthållandenivå är? Det är enkelt att förstå, du måste skriva ner all mat (fast mat och drycker) du äter och dricker under en dag. För att veta hur många kalorier det finns i en produkt kan du använda appen som kallas för ”MyFitnessPal” och skanna produkten och skriva in mängden av produkten du konsumerade eller kan du enbart läsa näringsetiketten och se hur många kalorier produkten innehåller per servering eller per 100 gram. Du måste också veta hur många kalorier du bränner när du är fysiskt aktiv. ”MyFitnessPal” har också denna funktion där du skriver in hur länge du tränade och vilken typ av träning du gjorde. Du kan också köpa en träningsklocka som spårar din hjärtfrekvens under en dag, den spårar tiden du sover och mycket mer. Garmin, Polar och Fitbit är bra märken på träningsklockor (158).

De rekommenderade fysiska aktivitetsnivåerna är 150 minuter (2 timmar och 30 minuter) av aeroba aktiviteter som powerwalking med måttlig intensitet varje vecka i kombination med 2 dagar per vecka av muskelförstärkande aktiviteter där du arbetar med de viktigaste muskelgrupperna (bröst, höfter, ben, bål, rygg, armar och axlar). Ju mer fysisk aktiv du är desto större hälsofördelar. Tonåringar och barn behöver minst 60 minuter av fysisk aktivitet varje dag och det är mycket viktigt att du som förälder uppmuntrar dem att vara aktiva, du kan vara aktiv med dem som att ta en promenad, ta en cykeltur, bestiga berg, gå och handla, gör bara något för att öka den fysiska aktiviteten varje dag.

Varje person behöver olika mänger av kalorier eftersom
varje persons kropp är unik. Därför, om en läkare säger
att du behöver konsumera 1800 kalorier per dag för att gå
ner i vikt och du väger 250 pounds (112.5 kg) då kan du
inte säga det till din kompis som väger 133,33 lbs (60 kg)
att också konsumera 1800 kalorier för att gå ner i vikt.
Du behöver inte spåra kalorier år in och år ut, du kan bara
starta ditt viktminskningsprogram genom att spåra
kalorier och läsa näringsetiketter under de första två till
tre veckorna och då kommer du bättre att förstå hur
många kalorier maten du brukar konsumera innehåller
(158). Jag spårar till exempel kalorier varje dag eftersom
jag tycker att det är roligt och intressant förutom när jag
äter middag på en restaurang då blir det svårare att veta
hur många kalorier maten du konsumerar innehåller.

En bra fråga att täcka i detta kapitel är att om du
konsumerar mat sent på kvällen eller till och med på
natten, kommer kalorierna från maten du konsumerade
automatiskt bli kroppsfett? Svaret på denna fråga är nej!
När du konsumerar dina kalorier under en dag påverkar
inte kroppsvikten, det enda som påverkar din kroppsvikt

är de totala mängderna kalorier du konsumerar och de totala kalorierna du bränner under fysisk aktivitet på en dag (24 timmar) (158).

En annan viktig sak att komma ihåg är att även om du är fysiskt aktiv kan du inte konsumera hur mycket kalorier du vill, eftersom om till exempel din upprätthållandenivå är 2500 kalorier och du är fysiskt aktiv under en dag och bränner till exempel 450 kalorier, då kan du inte konsumera mer kalorier än 2950 annars kommer du att gå upp i vikt (158).

Och den sista saken att nämna under detta kapitel är att även beteendet, genetiska faktorer och miljö kan bidra till övervikt och fetma (158).

Kapitel 14

Bra matval baserat på NNR 2012

Grönsaker och rotgrönsaker

Det första matvalet jag ska skriva om är grönsaker och rotgrönsaker. I denna grupp hittar du bönor, gröna bladgrönsaker, lökar, ärtor, rotfrukter, kålväxter, potatis och majs som alla antingen är konserverade grönsaker, frysta och färska. Kålväxter och gröna bladgrönsaker innehåller höga koncentrationer av många mineraler och vitaminer, men de flesta rotgrönsaker och grönsaker innehåller folat, vitamin C, vitamin K, betakaroten (en form av vitamin A), fibrer och kalium. De är också näringsrika och har lågt energiinnehåll (159).

Baljväxter

I denna grupp hittar du baljväxter som är torkade, frysta, färska och konserverade som kikärtor, svarta bönor, vita bönor, svarta ögonbönor, kidneybönor, gula och gröna ärtor och gröna bönor. Baljväxter innehåller stärkelse, protein, fibrer, lågt fettinnehåll, zink, kalium, järn, magnesium, alla B-vitaminerna förutom vitamin B$_{12}$ och folat (159).

Frukter och bär

I denna grupp hittar du frysta och färska bär och frukter. Frukter och bär innehåller fibrer, vitamin C, sackaros och monosackarider (glukos och fruktos) (159).

Nötter och frön

I denna grupp hittar du valnötter, mandlar, jordnötter, pistaschnötter, pinjenötter, hasselnötter, cashewnötter, solrosfrön och sesamfrön. Nötter och frön innehåller magnesium, koppar, vitamin E, niacin, vitamin B$_6$, zink, kalium, protein, fleromättade- och enkelomättade fettsyror, antioxidanter och fibrer (159).

Hälsoeffekter av grönsaker och rotgrönsaker, baljväxter, frukter och bär och nötter och frön

Alla dessa livsmedelskällor innehåller protein och det har visat sig att protein från vegetabiliska livsmedel kan

minska risken för dödlighet vid högt blodtryck och hjärt-
kärlsjukdomar. Det har också visat sig att 25 – 30 gram
sojaprotein per dag kan reducera blodets nivåer av LDL-
kolesterol.

Fettet från grönsaker innehåller mestadels
enkelomättade- och fleromättade fetter som ger fler
positiva hälsoeffekter än mättade fetter.

Alla dessa livsmedelskällor innehåller kostfiber som
passerar till tjocktarmen där de bryts ner av
mikroorganismer i tarmfloran till gaser och kortkedjiga
fettsyror. Vissa kostfibrer bryts nästan ner helt och dessa
bidrar till tillväxten av tarmfloran. Andra kostfibrer bryts
ner mindre och de binder vatten vilket ökar volymen av
avföring. Det finns ett högt innehåll av amylos i
baljväxter som leder till ett långsammare upptag av
glukos på grund av långsam matsmältning i tarmarna.
Monosackariderna i frukter och bär resulterar i en snabb
användning av dessa som en kolhydratkälla.

Dessa livsmedelskällor innehåller, som sagt innan, folat,
och folat är mycket viktigt för människan. Folat är viktigt
för produktionen av RNA och DNA, omsättningen av
vissa aminosyror och celldelning. Brist på folat leder till

en störd metabolism av protein, påverkar celldelningen och resulterar i blodförlust.

Frukter, bär och grönsaker innehåller också bioaktiva substanser som lykopen, polyfenoler, fytoöstrogener och lektiner och antioxidanter som skyddar mot skadlig oxidativ stress. Dieter som innehåller stora mängder av grönsaker som baljväxter, rotgrönsaker, grönsaker och frukter leder till reducerad risk för kroniska sjukdomar. Dessa livsmedelskällor bidrar också till viktstabilitet (159).

Spannmål

I denna grupp hittar du pasta, bröd, ris och korn. Spannmål innehåller protein, kolhydrater och fibrer. Flingor, bröd och gröt innehåller tiamin, järn, niacin, riboflavin, vitamin B_6 och folat. Bröd innehåller järn, folat, zink och magnesium. Den enda källan till fullkorn finns i spannmål (159).

Hälsoeffekter av spannmålsprodukter

Fullkornsprodukter är mycket viktiga eftersom de innehåller zink, järn, magnesium, fosfor, fibrer, niacin, vitamin E, riboflavin, tiamin, vitamin B_6, bioaktiva substanser och antioxidanter. Spannmålsprodukter är en viktig källa till järn och järn finns i myoglobin som i musklerna och enzymerna transporterar syre, och det finns också i hemoglobin som i blodet transporterar syre. När syntesen av hemoglobin reduceras vilket uppstår när kroppens lager av järn är slut, uppstår järnmalignitet som kan orsaka nedsättning och trötthet.

Upptaget av zink och järn kan påverkas av innehållet i fytinsyra i fullkorn. Genom jäsning, groddning och blötläggning av fullkorn bryts fytinsyran delvis ner. Fullkornsprodukter innehåller mer näringsämnen än raffinerade spannmålsprodukter. Fullkornsprodukter är förknippade med skydd mot kroniska sjukdomar. En lägre konsumtion av siktat mjöl som spannmålsprodukter är förknippat med ett hälsosamt kostmönster, eftersom siktat mjöl kan öka risken för viktökning. Å andra sidan indikeras fullkornsprodukter att skydda mot fetma och viktökning.

I en litteraturöversyn visades att bröstcancer, kolorektal cancer, typ II diabetes och hjärt-kärlsjukdom minskar av ett högt intag av kostfiber. World Cancer Research Fund övertygade om att utvecklingen av kolorektal cancer minskar av vegetabiliska fibrer. Vad som bör uppmärksammas är att fiberrika livsmedel inte bara är fullkornsprodukter, utan även baljväxter och grönsaker. Ett intag av låg glykemisk indexmat kan vara viktigt för individer med ett BMI över 25 och 30. Det är sannolikt ett samband mellan reducerad risk för kolorektal cancer, hjärt-kärlsjukdom och typ II diabetes med ett intag av fullkorn (159).

Matfett

I denna grupp hittar du olja som används på smörgåsar, i bakning och i matlagning. Bredbara fetter innehåller enkelomättat fett, mättat fett och fleromättat fett. Smörfett innehåller vitamin A, vitamin D och vitamin E (159).

Hälsoeffekter av matfett

Kallpressade oljor, varmpressade oljor och alla vegetabiliska oljor innehåller tokoferol som är en antioxidant som skyddar mot nedbrytning av fleromättade fettsyror i vävnaderna. Från protein och kolhydrater, kan enkelomättade- och mättade fettsyror syntetiseras i kroppen, förutom alfa-linolensyra (n-3 "omega 3") och linolsyra (n-6 "omega 6"). Hudens permeabilitet av vatten regleras av n-6. Nervsystemets funktion kontrolleras delvis av n-3 och n-6. I cellmembran är n-6 och n-3 viktiga komponenter och från n-6 och n-3 kan andra fettsyror med fler dubbelbindningar och längre kolkedjor skapas. Ett för högt intag av fleromättade fettsyror kan leda till försämring av immunfunktionen, ökad oxidation i celler och ökad blödningstendens, därför bör det rekommenderade intaget av fleromättade fettsyror hållas mellan 5 – 10 % av det totala energiintaget.

Risken för kardiovaskulär sjukdom kan minskas om några av de mättade fettsyrorna ersätts med samma andel av fleromättade fettsyror och enkelomättade fettsyror. Oljefröfett och kokosfett innehåller mycket mättade fettsyror som bör ersättas med fetter som rapsolja och olivolja som innehåller många enkelomättade fettsyror utan många mättade fettsyror.

När andelen mättade fettsyror minskar och enkelomättade- och fleromättade fettsyror ökar i samma proportion som minskningen av mättade fettsyror sjunker LDL-kolesterol och totalt kolesterol i plasma eller serum. Risken för kardiovaskulär sjukdom minskar också när mättade fettsyror ersätts med enkelomättade- och fleromättade fettsyror eftersom hastigheten på HDL/LDL-kolesterol och LDL kolesterol är bra markörer för risken för kardiovaskulär sjukdom. Risken för ateroskleros ökar också av en högre koncentration av LDL-kolesterol i serum. Att konsumera fler fleromättade- och enkelomättade fettsyror i kombination med mindre kolhydrater har inte visat sig förbättra blodfetterna. Bevisen visar att risken för kardiovaskulär sjukdom ökar av transfettsyror, och transfettsyror kan hittas i blandningar av matfett som innehåller mycket smör och smör i sig, men nivåerna av transfettsyror är låga (159).

Mjölk och mjölkprodukter

I denna grupp hittar du filmjölk, mjölk, yoghurt, grädde, ost, créme fraiche och liknande produkter. Filmjölk, mjölk och yoghurt innehåller vitamin A, mättat fett, kalcium, vitamin D, riboflavin, vitamin B_{12}, kalium, fosfor, zink och selen. Ost i sig innehåller mättat fett och kalcium och mindre mängder av andra mineraler och vitaminer. Mjölk och mjölkprodukter innehåller också jod (159).

Hälsoeffekter av mjölk och mjölkprodukter

Mejeriprodukter som fisk, ägg, kött och fjäderfä innehåller fullt protein med essentiella aminosyror som måste komma från maten. Proteiner är viktiga för vävnadsreparation, muskelarbete, immunsystem, enzymaktivitet och transport av ämnen i kroppen. Hos människor över 65 år har större muskelmassa observerats när proteinintaget var mellan 13 – 20 % av det totala energiintaget. Det är också möjligt men inte accepterat än, att risken för total mortalitet ökar när proteinintaget ökar från animalisk föda. Risken för kardiovaskulär sjukdom kan öka när intaget av mer fettmjölkprodukter ökar eftersom dessa produkter innehåller en hög andel av mättade fettsyror och det betyder att dessa produkter kommer att leda till ett större intag av mättade fettsyror och mindre intag av fleromättade fettsyror. Å andra sidan innehåller magra mjölkprodukter många mineraler och vitaminer och innehåller en begränsad andel av mättade fettsyror. Risken för hjärt-kärlsjukdom kan också öka från transfettsyror i animaliska produkter som smör, feta mjölkprodukter och kött från idisslare, men även i vissa bakverk och godis från vissa länder i världen.

I mjölk och mejeriprodukter finns det en hög koncentration av kalcium och den viktigaste livsmedelskällan av kalcium är från dessa produkter. Kalcium är viktigt när tänder och skelett formas, men även för nervfunktion och blodkoagulering. Kalciumbrist kan leda till osteoporos och tillväxtinhibering.

Magra mejeriprodukter förknippas med en lägre risk för kroniska sjukdomar. Det finns även några svaga bevis på att risken för högt blodtryck, metabola syndromet och stroke minskar av mejeriprodukter. Lägre risk för typ II diabetes och lägre risk för kolorektal cancer kan vara

förknippade med mejeriprodukter. Vissa bevis visar att

lägre viktökning förknippas med ökat intag av feta

mejeriprodukter, och denna effekt kan orsakas av de

bioaktiva substanserna, protein och kalcium i

mejeriprodukter. Andra studier visar ingen association

mellan lägre viktökning och mejeriprodukter, dessa

studier visade bara att det är lägre viktökning om

individen är i kaloriunderskott.

Risken för hjärt-kärlsjukdom kan minskas av ett högre

intag av omättade- och fleromättade fettsyror och ett

lägre intag av mättade fettsyror, därför rekommenderar

NNR 2012 att feta mjölkprodukter bör ersättas med

magra mjölkprodukter (159).

Ägg

I denna grupp hittar du ägg från fåglar och hönor. Ägg

innehåller små mänger av många mineraler och vitaminer

som järn, vitamin B_6, vitamin A, vitamin D, kalium,

selen, kalcium och magnesium (159).

Hälsoeffekter av ägg

Ägg innehåller cirka 10 gram fett per 100 gram och de innehåller också alla de essentiella aminosyrorna. Äggulan innehåller järn, jod, selen, zink, kalcium, vitamin B_{12}, folat, riboflavin, vitamin D, vitamin A, vitamin E, fleromättade fettsyror och cirka 200 milligram kolesterol. Lägre intag av feta mjölkprodukter och kött kommer att leda till en tillräcklig minskning av kolesterol (159).

Fisk och skaldjur

I denna grupp hittar du skaldjur, fisk, kaviar och rom. Definitionen av mager fisk är fiskar som innehåller mindre än 2 gram fett per 100 gram och definitionen av fet fisk är fiskar som innehåller över 8 gram fett per 100 gram. Fisk och skaldjur innehåller mat som kammusslor, blåmusslor, räkor, kräftor, hummer och krabba. Fisk och skaldjur innehåller vitamin B_{12}, vitamin D, protein, selen, niacin, fleromättade fettsyror och jod (159).

Hälsoeffekter av fisk och skaldjur

Makrill, sill och lax innehåller EPA (eikosapentaensyra) och DHA (dokosahexaensyra) som är n-3-fettsyror. Magrare fiskar som mager torsk innehåller mindre fett, men innehåller mer EPA och DHA än makrill, sill och lax. Risken för hjärt-kärlsjukdom är möjlig att reduceras med långkedjiga n-3-fettsyror som EPA och DHA. Fisk och skaldjur är viktiga livsmedelskällor för vitamin D. Om det är brist på vitamin D under en lång tidsperiod kan det leda till osteomalaki (benmjukning) hos vuxna och rakit (engelska sjukan) eller kramper hos barn. Fisk och ägg är också viktiga livsmedelskällor för jod. Brist på jod orsakar struma, och om brist på jod inträffar under fosterstadiet kan det leda till försämrad utveckling av den fysiska utvecklingen, nervsystemet och kan resultera i störningar i mental utveckling. Fisk är också en viktig källa till selen, och selen interagerar med vitamin E, skyddar celler mot oxidation och deltar i immunologiska försvarsmekanismer. Brist på selen kan orsaka ökad risk för cancer och förändringar i hjärtmuskeln.

Fisk är också en viktig källa till vitamin B_{12}, och vitamin B_{12} finns endast i animalisk föda. Vitamin B_{12} har viktiga funktioner i nervsystemet och i cellernas metabolism. Perniciös anemi och neurologiska symptom är några symptom på allvarlig brist på vitamin B_{12}. Äldre människor har lägre absorption av vitamin B_{12}, och därför har de högre risk att utveckla brist på vitamin B_{12}. Näringsämnena i fisk har föreslagits ha skyddande effekter på typ II diabetes, hjärt-kärlsjukdom och kognitiv funktion (159).

Fågel, rött kött och processade köttprodukter

I denna grupp hittar du gås, kalkon, kyckling och andra fåglar under kategorin fågel. Under kategorin rött kött hittar du lamm, gris, häst, nötkött och vilda djur. Under kategorin processade köttprodukter hittar du konserverat kött med tillsatser av kemiska konserveringsmedel eller genom att röka, salt/nitrit. Rött kött och kötträtter innehåller järn, zink, flera B-vitaminer, selen, vitamin D och protein. Kyckling och kycklingrätter innehåller niacin (159).

Hälsoeffekter av fågel, rött kött och processade köttprodukter

Rött kött och fåglar innehåller, som sagt innan, B-vitaminer, zink och järn och är därför näringsrika livsmedel. Blodpudding, rött kött och lever innehåller mycket järn, i form av hemjärn, som kroppen absorberar enklare än icke-hemjärn som finns i grönsaker. Tyvärr anses ett högre intag av hemjärn vara sannolikt förknippat med en högre risk för kronisk sjukdom och typ II diabetes.

En liten andel från kött som grisar, nötkött, får och processade köttprodukter från olika typer av kött är förknippat med en lägre risk för kroniska sjukdomar. Processade köttprodukter och kött är förknippade med en högre risk för typ II diabetes, enligt populationsstudier (159).

Höga koncentrationer av salt finns ofta i processade köttprodukter, och hjärt-kärlsjukdom och högt blodtryck är förknippat med ett högre intag av salt. Ökad risk för hjärt-kärlsjukdom är förknippat med ett intag av feta processade köttprodukter som innehåller mycket mättade fetter. Ökad risk för kolorektal cancer är förknippat med ett högt intag av processade köttprodukter och rött kött. Risken för cancer ökar när 500 gram av rött kött och mindre gram av processade köttprodukter konsumeras per vecka. Det finns sannolikt en association mellan viktökning och en hög konsumtion av kött.

Det finns inga bevis som visar på att risken för kolorektal cancer ökar av intag av fåglar (159).

Salt och salta livsmedel

I denna grupp hittar du salt (natriumklorid) som används för att optimera processen för till exempel bakning, textursensorer och för konservering. Öka smaken i mat är den största anledningen till att salt används i livsmedel. Du kan hitta salt i processade köttprodukter, salta mellanmål, sillfett, men även i produkter som färdiga måltider, ost och bröd (159).

Hälsoeffekter av salt

Natriumjonen är viktig för regleringen av det osmotiska trycket i vävnadsvätska, blodplasma och för blodvolymen. Natrium är också viktigt för absorptionen av vissa aminosyror och glukos och för normal funktion av nerverna. Brist på natrium är sällsynt eftersom det finns natrium i många livsmedel.

Risken för ökat systoliskt- och diastoliskt blodtryck orsakat av saltintag är väl associerat. Hypertension kan leda till hjärt-kärlsjukdom. När individer reducerar mat med salt kan blodtrycket minskas. Biverkningar på njurfunktionen kan orsakas av ett högt intag av salt. Många salter har tillsatt jod som är viktigt för hälsan (159).

Energirika och sockerrika livsmedel

I denna grupp hittar du mat som innehåller mycket tillsatt socker men lite fiber eller mycket fett. De innehåller inte mycket mineraler och vitaminer, men de innehåller många kalorier. Produkterna kan vara choklad, godis, marmelad, sylt, bakverk och glass. Produkterna kan även vara energirika drycker som juice, sport- och energidrycker, läsk och söta soppor. Energidensitet innebär att energin ges i förhållande till vikten i kJ per gram. Till exempel finns det 20 kJ per gram i en chokladkaka, men den innehåller väldigt få näringsämnen. Rapsolja innehåller 40 kJ per gram och innehåller också många viktiga näringsämnen. Rapsolja ingår inte i denna grupp, eftersom den bidrar till många mineraler och vitaminer (159).

Hälsoeffekter av energirika och sockerrika livsmedel

Ett högt energiintag av energirika och sockerrika livsmedel kommer att leda till lägre kvalitet på maten på grund av lägre densitet av maten. Över 10 % tillsatt socker av det totala energiintaget kommer att leda till att näringsämnena är svårare att täcka.

När pH-värdet minskar på grund av nedbrytning av kolhydrater i munnen av bakterier uppstår karies. Utvecklingen av karies kan ökas av socker och stärkelserik mat som innehåller kolhydrater som är lättnedbrytbara. Fluor, måltidssammansättning och måltidsmönster kan vara viktiga för utvecklingen av karies. En begränsning av snacks som innehåller socker och en begränsning av raffinerat socker kan minska risken för karies.

I en systematisk litteraturöversyn i NNR 2012 visade det sig att risken för diabetes typ II sannolikt ökar för konsumtionen av 2 flaskor läskedrycker per vecka eller två glas läsk varje vecka. Konsumtion av läskedrycker i dessa mängder leder förmodligen till viktökning på grund av det höga energiintaget. Negativa effekter på blodfetter och högre blodtryck är förknippade med konsumtion av läskedrycker. Det finns en koppling mellan konsumtion av söta efterrätter och godis och risken för viktökning. Glass och bakverk innehåller ofta mycket mättade fettsyror och transfettsyror och ett högt intag av mättade fettsyror och transfettsyror kan öka risken för hjärt-kärlsjukdom och det är bättre att ersätta mättade fettsyror och transfettsyror med enkelomättade- och fleromättade flersyror från grönsaker.

Tillagt socker i kosten bidrar inte till några hälsofördelar (159).

Alkoholhaltiga drycker

I denna grupp hittar du alkoholhaltiga drycker som vin, folköl, starköl, sprit, läsk, lättöl och cider (159).

Hälsoeffekter av alkoholhaltiga drycker

Enligt NNR 2012 bör kvinnor inte konsumera mer än 10 gram alkohol per dag och män bör inte konsumera mer än 20 gram alkohol per dag. Alkoholintaget bör inte vara över 5 % av det totala energiintaget. Alkohol reducerar matens kvalitet eftersom det inte finns många mineraler och vitaminer i alkohol, och det innehåller också mycket energi och vissa drinkar innehåller också socker.

Lågt och måttligt intag av alkohol för medelålders och äldre åldrar minskar risken för total dödlighet, men ett högt intag av alkohol ökar risken för total dödlighet i alla åldersgrupper. När alkohol konsumeras i större mängder under en kort tidsperiod ökar risken för dödlighet i varje enskild individ.

Risken för högt blodtryck och kardiovaskulär sjukdom ökar förmodligen av höga intag av alkohol. Etanol är cancerframkallande och risken för många typer av cancer ökar av alkohol. Vid måttligt intag av alkohol ökar risken för bröstcancer hos kvinnor. Konsumtion av 70 gram per dag av alkohol kommer att orsaka alkoholskador. Individer som konsumerar höga intag av alkoholhaltiga drycker har ofta brist på tiamin, fosfor, vitamin C, magnesium, protein och vitamin D (159).

Hälsoeffekter av vatten

Vatten är viktigt för regleringen av kroppstemperatur och för funktioner av många organ. Behovet av vätska kontrolleras av fysisk aktivitet, personliga faktorer och klimat. Åtminstone behövs 1 L vatten för individer utöver vattnet från maten (159).

Risken för ökade blodproppar och mer visköst blod är farliga effekter av uttorkning i kombination med ökade fria fettsyranivåer i blodet. När du är hydrerad är fettcellerna effektiva när det gäller att släppa ut fett. Ökad muskelnedbrytning är en effekt av uttorkning; därför bör vi dricka tillräckligt med vatten när vi tränar och när vi är i vila. Ett annat resultat av uttorkning är minskad insulinkänslighet vilket resulterar i högre nivåer av insulin som leder till hämning av fettförbränning. Minskad insulinkänslighet är en bra faktor för utvecklingen av diabetes typ II. Det är viktigt att dricka tillräckligt med vatten, ca 2 L per dag, men inte på kort tid (160).

Kapitel 15
Forskning på mat
Grönt te

Växten av te, *Camellia sinensis*, växer i 30 länder. *Camellia sinensis* växer bäst i subtropiska och tropiska områden. I världen produceras det fyra sorter av te från samma växt beroende på processen av tebladsprocessen. Teerna är grönt, vitt, svart och oolong te. Produktionen av grönt te kommer från mogna blad som har behandlats minimalt (endast torkning). Produktionen av vitt te kommer från knoppar och mycket unga blad som inte har blivit gröna än. Produktionen av svart te kommer från mogna blad som är helt fermenterade. Produktionen av oolong te kommer från mogna blad som är delvis fermenterade. I Korea, Kina och Japan är konsumtionen av grönt te vanligast. Produktionen av grönt te världen över är ca 20 % av produktionen av alla teer. I Taiwan och Kina är konsumtionen av oolong te vanligast. I Storbritannien och USA är konsumtionen av svart te vanligast. Produktionen av svart te världen över är ca 78 % av produktionen av alla teer. Innehållet av koffein i svart te är upp till tre gånger så mycket som i grönt te (161).

Medicinskt sett är katekiner som utgör 80 – 90 % av flavonoiderna, en typ av polyfenoler, den viktigaste komponenten i grönt te. I grönt te utgör katekinerna också cirka 40 % av de vattenlösliga fasta ämnena. Mängden katekiner i te kan påverkas av var bladen växer, odlingsförhållandena, hur bladen bearbetas, vilka blad som skördas och hur teet är tillrett. En nackdel när te skördas är att polyfenolerna snabbt oxideras på grund av ett enzym som kallas polyfenoloxidas, men för att minimera förlusten av polyfenoler är det viktigt att värma bladen snabbt genom stekning eller ånga för att

inaktivera enzymet polyfenoloxidas. Bladen i grönt te
värms upp mycket snabbt efter skörden medan bladen i
svart te först torkas, rullas och krossas vilket främjar
oxidation. Detta innebär att grönt te innehåller mer
katekiner än svart te. I grönt te finns fyra huvudkatekiner
vilka är epigallokatekin-3-gallat (EGCG) som motsvarar
cirka 59 % av de totala katekinerna, Epigallokatekin
(EGC) som motsvarar cirka 19 % av de totala
katekinerna, Epikatekin-3-gallat (ECG) som motsvarar
cirka 14 % av de totala katekinerna och slutligen
Epikatekin (EC) som motsvarar cirka 6 % av de totala
katekinerna (161).

När du har konsumerat grönt te kan komponenterna i
grönt te genomgå metabolisk bearbetning som
metylering, glukuronidering och sulfatering vilket leder
till produktion av aktiva metaboliter. De positiva
hälsoeffekterna av grönt te beror på de faktorerna som
beskrivits ovan och biotillgängligheten efter konsumtion.
Alla fyra typer av katekiner i grönt te kan mätas och
detekteras i blodplasma men endast EGC och EC kan
detekteras i urin. Två timmar efter konsumtion av grönt

te förekommer de högsta koncentrationerna av blodplasmakomponenter, medan efter fyra till sex timmar efter konsumtion uppstår de högsta koncentrationerna av urinkomponenter (161).

EGCG är den vanligaste studerade katekinen i grönt te som har flera cancerrelaterade mekanismer som innefattar DNA-hypermetylering, inhibering av angiogenes, telomerasaktivitet, NF-kB, metastas, tillväxt av tumörceller, främjande av tumörcellapoptos och induktion av tumörsuppressorgener.

Mekanismen för inhibering av angiogenes föreslås av en minskning av peptidnivåerna av VEGF (vaskulär endoteltillväxtfaktor) och RNA, men också genom att interferera med dimerisering med VEFR2 (vaskulär endoteltillväxtfaktor 2) på VEGF.

Mekanismen för inhibering av cancerframkallande ämnen är genom att öka nivåerna av GST-pi (glutation-S-transferas-pi) som hämmar cancerframkallad DNA-skada genom katalysatoravgiftningsreaktioner.

Grönt te hjälper till att reducera risken för cancer såsom hjärt-, bröst-, matstrupe-, kolorektal-, lung-, magsäcks-, prostata-, bukspottkörtel- och äggstockscancer.

I en nyligen genomförd studie visades att risken för att utveckla bröstcancer var lägre när deltagarna konsumerade mer koppar te (1 – 5 + koppar te) än noll koppar te.

Det visades också att grönt te eller kosttillskott av de fyra typerna av katekiner i grönt te blandade tillsammans i ett kosttillskott är effektivare än bara ett katekintillägg, till exempel EGCG (161).

Grönt te är också bra för att minska risken för kardiovaskulär sjukdom (CVD). CVD involverar många faktorer såsom oxidativ stress, inflammation, lipidmetabolism och blodplättsaggregering. En studie som genomfördes på grönt te och CVD visade att det var en 28 % lägre risk för död av CVD mellan de personer som konsumerade mindre än tre koppar te per dag och de som konsumerade mer än tio koppar te per dag. En annan studie visade att det var en 14 % lägre risk för död av CVD mellan de personer som konsumerade mindre än en

kopp te per dag och de som konsumerade mer än fem
koppar te per dag (161).

Det har också visat sig i studier med grönt teextrakt i
Japan, att efter 12 veckor hade deltagarna minskat
blodtryck (6.5 %), minskat kroppsfett (10 %) och
minskade nivåer av LDL (2.6 %) vilket leder till minskad
risk för CVD. Det har också visat sig att patienter med
diabetes minskade nivåerna av hemoglobin A1c (HbA1c)
från 6.2 % till 6.0 %, minskade nivåerna av fastande
blodglukos från 135 till 128.8 mg / dl på bara två
månader. Det har också visat sig att deltagare som
konsumerade tre koppar grönt te per dag reducerade
risken för hjärtinfarktdöd med 11 %. Deltagare som
konsumerade mer än 14 koppar grönt te per vecka hade
10 % av det totala antalet hjärtinfarktdöd, deltagare som
konsumerade runt 14 koppar grönt te per vecka hade 11
% hjärtinfarktdöd och deltagare som inte konsumerade
några koppar grönt te per vecka hade 14 % av totala
dödsfall orsakade av hjärtinfarkt.
Konsumtion av EGCG av patienter som har CVD
resulterade i en snabb förbättring av vaskulär

endotelfunktion. Det har också visat sig att 300 mg av EGCG resulterade i en förbättrad armartärfluidförmedlad utvidgning från 7.1 % till 8.6 % efter två timmar.

I en studie konsumerade deltagare antingen 89 mg / dag av flavonoider, 251 mg / dag av flavonoider eller 532 mg / dag av flavonoider. De totala dödsfallen orsakade av CVD i gruppen som konsumerade 89 mg var 8.6 %, i gruppen som konsumerade 251 mg var det 6.4 % och i den sista gruppen som konsumerade 532 mg var det 5.0 % (161).

Grönt te är också användbart för att förhindra inflammation. Några antiinflammatoriska mekanismer av grönt tekomponenter är: Reglering av signalering och IL-6-syntes, ökad syntes av antiinflammatorisk cytokin IL-10, minskade nivåer av proinflammatoriska cytokiner TNF-alfa och IL-1, minskat uttryck av kemokinreceptorn CCR2 och minskad syntes av destruktiva matrismetalloproteinaser genom TNF-alfa-inducerad fosforylering av MAPK (mitogenaktiverade proteinkinaser).

Det har visat sig att katekiner i grönt te nedreglerar många inflammatoriska cytokiner, kemokiner och inflammatoriska markörer som: IL-1beta, IL-1alfa, IL-8, IL-6, CRP (C-reaktivt protein) och INF-gamma (interferon gamma).

Andra studier har visat att konsumtion av EGCG eller grönt te resulterar i en hämning av inflammation genom att undertrycka faktorer som är kända för att reglera neutrofila funktioner som GM-CSF (granulocyt-makrofagkolonistimulerande faktor), IL-2, IL-1beta och TNF-alfa. Andra studier visar att konsumtion av katekiner från grönt te gör det svårare för neutrofiler att migrera till infekterade platser genom att minska antalet CAM (leukocyt-endotelcelladhesionsmolekyler som VCAM-1, ICAM-1 och E-selektion) vilka uttrycks på ytan av endotelcellen.

Att göra så att neutrofilerna tar en annan väg iväg från inflammationsplatsen leder till reducerad inflammation. Neutrofilfunktion och migration är delar av det inflammatoriska svaret, vilket grönt te är användbart för att förhindra (161).

Grönt te är också användbart mot oxidativ stress i kroppen. Oxidativ stress är relaterat till CVD och inflammation och är ett negativt resultat av ROS (reaktiva syreföreningar) som kan orsaka kronisk inflammation i kroppen genom induktion av kemokiner, inflammatoriska cytokiner och proinflammatoriska transkriptionsfaktorer. Grönt tekatekiner har en antioxidant effekt genom: inducering av antioxidantiska enzymer, salivation av ROS och hämmar prooxidativa enzymer och hämmar redoxkänsliga transkriptionsfaktorer. Katekinerna i grönt te har visat sig öka antioxidanternas nivåer, påverkar nivåerna av ROS, ökar TAC (TAS) och reducerar nivåerna av inflammatoriska medel (161).

Det har också visats i vissa studier att EGCG i grönt te är till hjälp för att förhindra trombocytaggregation genom aktivering av ADP (adenosindifosfat) som hämmar trombocytaktivering. EGCG undertryckte också p38 MAPK-fosforylering av HSP27 (värmechockerandeprotein 27) som hämmar

trombocyternas frisättning av protrombotiskt innehåll
(33).

EGCG reducerar också risken för lipidmetabolism genom
att minska nivåerna av LDL, totalt kolesterol och
blodtryck. Men en ny studie visade att katekinerna i grönt
te integreras i LDL-partiklar där de kan reducera LDL-
oxidation. Katekiner förhindrar oxidation av LDL genom
att verka som vätedonatorer till alfa-tokoferolradikaler
och genom radikalerövring (161).

När det gäller antimikrobiella egenskaper påverkar
katekinerna i grönt te en stor mängd av gramnegativa och
grampositiva aeroba bakterier, svampar, virus,
anaerobbakterier och minst en parasit. De antimikrobiella
mekanismerna av grönt te är: hämning av enzymer som
(cysteinproteinaser, ATP-syntas, proteintyrosinkinas,
DNA-gyras), hämning av bakteriell fettsyrasyntes, skador
på bakteriemembraner och hämning av
utloppspumpaktivitet. Det har också visat sig att
konsumtion av grönt te leder till färre influensasymtom
och förkylning, färre febersjukdomar och färre
infektioner med influensa A eller B (161).

Grönt te främjar även oral hälsa genom dess antimikrobiella aktivitet mot *Streptococcus mutans* och antiinflammatoriska egenskaper. Dess antimikrobiella aktivitet är till hjälp mot dålig andedräkt. Effekterna av förbättrad oral hälsa orsakad av grönt te är genom en reduktion av karies och paradontit.

När det gäller karies hämmar EGCG och binder bakteriella amylaser och saliv (huvudsakligen alfa-amylas). EGCG hämmar funktionen och transkriptionen av LDH som förhindrar syntesen av syra från kolhydrater. Karies orsakas av en biofilm på ytan av tänderna som produceras av orala bakterier som *Streptococcus mutans*. EGCG hämmar bakteriernas förmåga att skapa en sur miljö, minskar produktionen av biofilm och hämmar vidhäftningen av bakterier mot tänderna. En ökning av oral peroxidasaktivitet har också varit relaterad till konsumtion av grönt te. EGCG hämmar också hydrofoba interaktioner och vätebindning av bakteriella kollagenaser (161).

När det gäller periodontit (vävnaderna som omger tänderna påverkas av inflammatoriska sjukdomar som kan leda till tandlossning), EGCG hämmar syntesen av IL-8 och matrismetalloproteiner som båda förstör vävnad. EGCG inaktiverar också bakteriella kollagenaser och hämmar bakteriernas förmåga att binda via fimbriae till epitelceller i munnen. Grönt te är också effektivt mot periodontal hälsa när det gäller blödande tandkött, tandbenosion, bedöma sonddjup och fästlossning. En annan effekt av grönt te är att det har visat sig förhindra progression och utveckling av periodontit och minska tandlossning (161).

Det bästa teet att konsumera för mest hälsofördelar är grönt te men svart te är också bra. I svart te finns en grupp teflaviner, vanligare betecknade som teflavin-3,3'-digallat (TF3) som liknar EGCG i grönt te när det gäller antioxidantaktiviteten. I en studie visade det sig att en påse av grönt te innehöll 165 mg gallsyra som är en form av fenoler och en påse av svart te innehöll 124 mg gallsyra. Det visade sig också att grönt te innehöll 436 mg av vitamin C-ekvivalenter (antioxidanter) och svart te innehöll 239 mg av vitamin C-ekvivalenter (162).

Grönt te innehåller cirka 24 – 40 mg koffein medan en kopp kaffe innehåller cirka 30 – 175 mg koffein beroende på koncentrationen av kaffet.

En intressant sak om grönt te är att i vissa studier visade det sig att män som konsumerade grönt te under en träning förlorade 17 % mer kroppsfett än män som inte konsumerade grönt te under en träning. Detta innebär att du kan förlora mer procent av kroppsfett på långsikt med grönt te än utan grönt te.

I vissa studier har det också visat sig att EGCG kan göra absorptionen av fett mindre effektiv på grund av hämning av lipaser i tunntarmen. Det har också visat sig att energikonsumtionen i levern ökar av EGCG. Varma drycker som te ökar temperaturen runt levern och buken vilket leder till minskad aptit. Minskad aptit och ökad kroppstemperatur kan också uppnås med teobromin och koffein som båda finns i te. Därför leder intag av te före en måltid eller under fasen då du fastar till att du konsumerar färre kalorier av måltiden och gör dig mättare tidigare. Intag av te före träning ökar teets fettförbrännande egenskaper, och det ger dig också mer energi för träningen. EGCG och koffein tillsammans ökar fettförbränningsprocessen av fettet i buken och det subkutana fettet. Koffeinet gör detta möjligt, eftersom koffein gör att fettet släpps ut från fettcellerna (163,164).

Kaffe

Kaffe är en blandning av kemikalier där huvudkällan är koffein. Kaffe innehåller också lipider, kolhydrater, vitaminer, kväveföreningar, mineraler, fenolföreningar och alkaloider. En kopp hemgjort kaffe (150 ml) innehåller mellan 30 mg och 175 mg koffein beroende på koncentrationen av kaffet. Koffein verkar genom antagonism av adenosinreceptorn, som är en endogen inhiberande neuromodulator som tillkallar sömnighet. Koffein stimulerar dess effekter i centrala nervsystemet. Ett koffeinintag på 300 mg/dag eller 2-3 koppar kaffe per dag leder till ökad metabolism, ökat blodtryck och diures. Detta intag av koffein är inte förknippat med biverkningar som beteendemässiga förändringar och kardiovaskulära stimulerande effekter hos friska vuxna. Kvinnor som försöker bli gravida eller är gravida bör inte konsumera mer än 300 mg koffein / dag på grund av att det kan skada mamman och fostret eftersom koffein passerar mänsklig placenta och ökar snabbt koncentrationerna hos mamman och fostret. Koffein har lett till nedsatt fostertillväxt eller spontan abort. Barn som konsumerar för höga koncentrationer av koffein kan utveckla beteendemässiga förändringar som ångest och nervositet, därför rekommenderar Federal Department of Health, Ottawa, Ontario att barn aldrig någonsin ska konsumera mer än 2.5 mg / kg kroppsvikt / dag. Detta är den övre gränsen för koffeinkonsumtion hos barn (165).

Kaffebönorna innehåller fenoliska antioxidantföreningar och den största polyfenolen i kaffe kallas klorogensyra (165). Minskad insulinsekretion och långsammare ökning av blodsockret på grund av fördröjd absorption av glukos i tunntarmen är några effekter av klorogensyra. Trigonelin, en alkaloid i kaffe, fördröjer också absorptionen av glukos i tunntarmen (166). Det medelrostade kaffet innehåller den högsta koncentrationen av antioxidantaktivitet (165).

Högre koncentrationer av LDL-kolesterol och totalt serumkolesterol har förknippats med kaffekonsumtion. Två diterpener i kaffeolja är kahweol och cafestol. Dessa två diterpener är de viktigaste kolesterolhöjande föreningarna i kaffe. Dessa diterpener avlägsnas genom pappersfiltren och det betyder att ofiltrerat kaffe innehåller mycket högre koncentrationer av diterpener som leder till en högre ökning av serumkolesterol än bryggt kaffe (165).

Kaffe är också bra för hälsan. Vissa studier har visat att kaffe kan förhindra flera kroniska sjukdomar. Om kaffe konsumeras regelbundet kan det hjälpa att minska risken för diabetes typ 2, leverskador som cirros, leverskada och hepatocellulärt karcinom, Parkinsons sjukdom och Alzheimers sjukdom. Kaffe kan också bidra till att förbättra uthålligheten när det gäller fysisk aktivitet som håller på länge. Det visades också att självmordsrisker minskade med 13 % för varje kopp som konsumerades

dagligen. Kaffe är också ett bra skydd mot cancer som
kolorektal cancer och levercancer (165).

Kaffe har också vissa kardiovaskulära effekter som högt
blodtryck, takykardi och ibland arytmi. Dessa effekter
kan uppstå hos personer som är känsliga mot kaffe och de
personer som sällan dricker kaffe (161). Om din sömn
påverkas negativt från att dricka kaffe bör du inte
konsumera kaffe efter 14:00. Du kan dricka kopparna av
kaffe du behöver på morgonen när du fastar. Det finns
också en mycket svag koppling mellan kaffe och risken
för stroke, men mer forskning behövs på detta ämne
(165).
En viktig faktor av koffein är att kalciumabsorptionen i
mag-tarmkanalen minskar något när koffein konsumeras.
På grund av detta är det mycket viktigt att vitamin D-
intaget och kalciumintaget är tillräckligt höga och en
begränsning på 2 – 3 koppar kaffe per dag skulle vara ett
utmärkt mål att sikta mot för att minska riska för
osteoporos och dess relaterade fraktur bland den äldre
generationen av människor (165).

Koffein innehåller dopamin som resulterar i belöningseffekter i hjärnan, och dopamin är nödvändigt för att människan ska må bra. Precis som te minskar kaffe aptit (167). Koffeinet bör konsumeras från antingen te eller kaffe om du vill vara hälsosam och bränna fett. Insulinkänsligheten kan försämras om koffein konsumeras från piller och energidrycker, en försämrad insulinkänslighet kan resultera i mindre effekt av fettförbränningsprocessen. Energidrycker som innehåller koffein innehåller också socker som minskar fettförbränningsprocessen och kan resultera till nedsatt insulinkänslighet (166).

Alkohol

Det rekommenderade intaget för män är mindre än 20 gram per dag (cirka 2 enheter) eller mindre än 5 % av det totala energiintaget per dag och det rekommenderade intaget för kvinnor är mindre än 10 gram per dag (cirka 1 enhet) eller mindre än 5 % av det totala energiintaget per dag (168).

Ett gram alkohol motsvarar 7 kalorier som är högre än kolhydrater och protein men inte högre än fett.

I tunntarmen i kroppen absorberas alkoholen effektivt genom passiv diffusion och alkoholen distribueras till kroppens totala vattendepåer. 95 % - 90 % av den absorberade alkoholen oxideras i kroppen och resten (5 % - 10 %) förloras i urinen och genom utgående luft. Det har visat sig att kostens kvalitet (minskat intag av frukt, mjölkprodukter och grönsaker) kan försämras när alkoholintaget ökar. Ökad näringsförlust i urinen och nedsatt absorption av näringsämnen kan vara ett resultat av ett högt intag av alkohol, till och med brister på magnesium, askorbinsyra, fosfor, tiamin, protein och vitamin D bland höga alkoholkonsumenter, därför rekommenderas intaget av alkohol till en måttlig nivå (168,169).

Alkohol påverkar alla kroppens organ på ett giftigt sätt och skadan av alkohol bidrar till dödlighet och sjuklighet. Den totala mängden alkohol som kroppen utsätts för är en huvudsaklig determinant för alkoholens skadliga hälsoeffekter. Så, även för personer som inte är synligt berusade kan det hända att alkoholskador uppstår. Alkoholrelaterad skada på kroppen kommer sannolikt att uppstå av 70 gram alkoholintag per dag (169).

Utsöndringen av parahormon som minskar insulinkänslighet och hämmar fettförbränning reduceras av alkohol, vilket innebär att insulinkänslighet ökar av alkohol. Ökad insulinkänslighet leder till skydd mot diabetes typ II och vikten blir också mer stabiliserad. Alkohol är också ett bra skydd mot kardiovaskulär sjukdom. Adiponektin och glukagon som är fettförbränningshormoner ökas av alkohol. Dopamin frisätts också av alkohol. Det finns 7 kalorier i ett gram alkohol, men cirka 3 kalorier av dessa 7 kalorier försvinner genom omvandlingen för att värma när alkoholen går till levern.

I rött vin är innehållet av antioxidanter högt. Rött vin innehåller en molekyl som kallas resveratrol, som i test av mänskliga fettceller har visat hämma uppdelningen av fettceller och mognaden av proadipocyter, vilket är den form som adipocyter har innan de blir adipocyter. Resveratrol kan resultera i mindre fettceller i kroppen

(170,171,172). Alkohol, särskilt rött vin, är bra för viktminskning, men hälsofördelarna av rött vin visas bara när rekommendationerna ovan följs. Intag över rekommendationerna kan leda till en toxisk effekt och mycket kalorier som lätt kan resultera i ett intag av kalorier som är högre än vad kroppen förbrukar, vilket leder till viktökning (173).

Alkohol relaterat till kroppsvikt

Inget fast samband mellan alkoholintag och viktökning visades i en genomgång av 31 publikationer med fyra kliniska prövningar och 13 prospektiva kohortstudier. Men i några studier som inkluderade över 2 – 3 drinkar alkohol per dag visade en association med viktökning. Enligt bevisen är öl (ca 2.5 – 6 volymprocent alkohol) och spritdrycker (cirka 40 volymprocent alkohol) relaterade till en högre viktökning än vin (cirka 12 volymprocent alkohol). För närvarande finns det inte tillräckligt med bevis på kroppsvikt och alkoholintag, och därför kan ingen slutsats dras just nu (174).

1 enhet motsvarar 8 – 12 gram alkohol och motsvarar en
flaska öl (330 mL), ett glas sprit (40 mL) eller ett glas vin
(120 mL). 2 enheter motsvarar 16 – 24 gram alkohol och
motsvarar två flaskor (660 mL), två glas sprit (80 mL)
eller två glas vin (240 mL) (175).

Kapitel 16
Hur räknar du ut din upprätthållandenivå?

När du konsumerar lika många kalorier som din kropp
förbrukar under en dag, det är din upprätthållandenivå.
Upprätthållandenivån kan räknas ut på olika sätt, men jag
kommer att använda en ekvation och ett enklare sätt att
räkna ut den på. Det första sättet är genom en ekvation
som kallas för Mifflin-St Jeor Equation som ger dig ett
resultat baserat på din basala metabola hastighet som är
de kalorier du bränner per dag genom att sitta hemma.
Det är kalorierna du bränner från endast dina cellers
arbete (176).

Ekvationen ser ut så här:

För män: Basala metabola hastigheten = 10 x vikten (kg) + 6.25 x längden (cm) – 5 x ålder (år) + 5.
För kvinnor: Basala metabola hastigheten = 10 x vikten (kg) + 6.25 x längden (cm) – 5 x ålder (år) – 161 (176).

Till exempel, om du väger 140 kg, är 180 cm och är 32 år, då ska du följa ekvationen så här.

Först multiplicerar du 10 med din kroppsvikt i kg (10 x 140 = 1400). Sedan multiplicerar du 6.25 med din längd i cm (6.25 x 180 = 1125). Sedan multiplicerar du 5 med din ålder i år (5 x 32 = 160). Nu har du tre olika tal och härifrån stoppar du bara talen i ekvationen så här: 1400 + 1125 – 160 + 5 = 2370 kalorier i vila om du är en man. Om du är en kvinna gör du samma sak, men i slutet av ekvationen reducerar du med 161, så här: 1400 + 1125 – 160 – 161 = 2204 kalorier i vila.

Det här är kalorierna du bränner i vila. Nu sitter inte många människor hemma och inte gör någonting dag in och dag ut. Många människor går till arbetet, tar cykeln till gymmet, tränar på gymmet, tar en löprunda, städar huset, går och handlar, etc. Därför behöver vi ett högre kaloriintag än vad Mifflin-St Jeorekvationen visar oss.

Du kan multiplicera kalorierna du bränner i vila med 1.55 för att få ett antal kalorier som du bränner från att vara aktiv 5 – 7 dagar per vecka. Så, om du är en man i exemplet ovan multiplicerar du 2370 med 1.55 (2370 x 1.55 = 3673 kalorier) och om du är en kvinna i exemplet ovan multiplicerar du 2204 med 1.55 (2204 x 1.55 = 3416 kalorier). Om du konsumerar detta antal av kalorier per dag när du är aktiv under dagarna kommer du att bibehålla din kroppsvikt. Men, målet med denna bok är inte att bibehålla vår kroppsvikt utan målet är istället att nå kroppsvikten och kroppsfettprocenten vi vill ha; därför behöver vi bränna fett och gå ner i vikt. I den här boken nämnde jag att gå ner 1 lbs (0.45 kg) per vecka måste du minska ditt kaloriintag med 500 kalorier. Så, om du bränner 3673 kalorier per dag ska du minska det här kaloriintaget med 500 kalorier och det ger dig 3173 kalorier per dag, och om du bränner 3416 kalorier per dag ska du minska intaget med 500 kalorier och det ger dig 2916 kalorier per dag.

Det här är det första exemplet på hur du räknar ut din upprätthållandenivå. Men kom ihåg, varje vecka förlorar du kroppsvikt och därför kommer du att bränna mindre kalorier än du gjorde förra veckan, och det här betyder att du måste konsumera mindre kalorier för att gå ner i vikt. Ett bra tips är att göra den här ekvationen igen för din nya kroppsvikt.

Det andra exemplet är mycket enklare än det här exemplet. Det andra exemplet är att du köper en träningsklocka och skriver in din kroppsvikt, längd och aktivitetsnivå, och träningsklockan beräknar hur många kalorier du måste bränna per dag för att nå din önskade kroppsvikt. Du kan även göra det här på MyFitnessPal. Det här är ett enklare sätt att beräkna din upprätthållandenivå, men om du är som mig gillar du utmaningar.

När du följer de här kaloriintagen, antingen från
ekvationen eller träningsklocka/MyFitnessPal, om du går
upp i vikt med de beräknade kalorierna kan du minska
kaloriintaget med 10 %. Så, om du går upp i vikt
multiplicerar du ditt nuvarande kaloriintag med 0.90, så
till exempel, om du går upp i vikt med ett kaloriintag på
3173 kalorier multiplicerar du detta nummer med 0.90
(3173 x 0.90 = 2856 kalorier), eller om du går upp i vikt
med ett kaloriintag på 2916 kalorier multiplicerar du
detta tal med 0.90 (2916 x 0.90 = 2624 kalorier).

Du ska alltid väga dig själv varje morgon vid samma tid
för att veta om du har gått upp i vikt, gått ner i vikt eller
bibehållit kroppsvikten. Men, den viktigaste tiden att
väga dig själv är varje måndag eller söndag vid samma
tid vilket kommer att visa dig om du har gått upp, gått ner
eller bibehållit din kroppsvikt under veckan.

Kapitel 17

Sammanfattning av boken – hur följer man strukturen

1. Fasta i 16 – 20 timmar per dag varje dag. Konsumera mat inom ett fönster av 8 – 4 timmar per dag. Konsumera 1 – 3 måltider per dag beroende på hur mycket du kan konsumera i en sittning.

2. Var i kaloriunderskott tills du har nått din önskade kroppsvikt och öka sedan kalorierna så att du är i upprätthållande.

3. Fetma behandlas av ett lägre kaloriintag än din kropp förbrukar på en dag.

4. Hälsofördelar av periodvis fasta: Glukos- och lipidmetabolism minskar, lipolys och fettoxidation ökar och blodsockernivåerna sjunker, lipolys ökar på grund av lägre koncentration av plasmainsulin, högre koncentration av tillväxthormon och ökad aktivitet av sympatiska nervsystemet,

koncentrationer av plasmafettsyror ökar, nivån av plasmaglycerol ökar, minskning av glukosoxidation, ökad energiförbrukning på grund av ökade koncentrationer av noradrenalin, ökad beta-hydroxybutyrat, minskning av nivåerna av triglycerider och respiratoriska kvoten, du kan leva längre, ökad insulinkänslighet, ökad glukostolerans, ökad förlust av fettmassa i kombination med styrketräning, ökad fettfri massa i kombination med styrketräning, minskade nivåer av testosteron och IGF-1, förbättrad HOMA-IR, ökat adiponektin, minskat leptin, minskade nivåer av triglycerider, minskat T3, minskad TNF-alfa, minskade nivåer av IL-1 Beta, ökad vakenhet/spänning, mer fokuserad och driven, ökad mental skärpa, förbättrad fysisk prestanda.

5. Minimerad förlust av fettfri massa kan uppnås genom större måltider med mer kalorier på kvällarna.

6. 22 – 29 % protein av energiintaget resulterar i mindre förlust av fettfri massa än 12 – 20 %

protein av energiintaget. Det spelar ingen roll när du konsumerar proteinerna under dagen, så länge du konsumerar proteinerna.

7. Konsumera inte mat efter 20:00 på kvällen eftersom det är större möjligheter att utveckla ökat BMI, fetma och minskad insulinkänslighet.

8. LCHF är inte bra för hälsan, det kommer att öka risken för hjärt-kärlsjukdom.

9. Ät S.M.A.R.T – Större andel vegetabilier, Mindre andel tomma kalorier, Andelen ekologiskt ökas, Rätt kött och grönsaker, Transportsnålt.

10. Enligt NNR 2012 borde alla individer: öka intaget av fisk och skaldjur, frukter och bär, nötter och frön och grönsaker och baljfrukter. Byta ut smör och smörbaserade pålägg till vegetabiliska oljor och vegetabiliska oljebaserade fettpålägg, byta ut mejeriprodukter med hög fetthalt till mejeriprodukter med låg fetthalt, och byta ut raffinerade spannmål till fullkornsprodukter. Begränsa intaget av salt, processat kött, rött kött, alkohol och drycker och livsmedel med tillsatt socker.

11. En obalanserad kost bör inte kompletteras med tillskott som innehåller vitaminer och mineraler, istället bör den obalanserade kosten bli balanserad genom att öka intaget av de bristande vitaminerna.

12. Ett lågt energiintag anses som 1552 kalorier – 1910 kalorier och ett väldigt lågt energiintag anses som ett kaloriintag under 1552 kalorier, dessa intag ökar risken för att inte konsumera alla mikronäringsämnen, och därför rekommenderas intag under 1552 kalorier att kompletteras med en multivitamin/mineraltablett för att nå kraven på alla mikronäringsämnen.

13. Det är mycket viktigt att dricka tillräckligt med vatten under dagen.

14. "Fysisk aktivitet inkluderar alla kroppsrörelser av skelettmuskeln som resulterar i ökad energiförbrukning över den i vila. Fysisk aktivitet inkluderar alla kroppsrörelser oavsett syfte eller sammanhang".

15. Fysisk aktivitet hjälper till att reducera risken för utvecklingen av hjärt-kärlsjukdom, hjälper att

förbättra kognition, reducerar depression, har ett positivt samband med kroppsvikten, förbättrar kondition, ökar muskelstyrka, ökar livslängden, och motverkar diabetes typ 2.

16. Mer än 150 minuter av måttlig fysisk aktivitet per vecka hjälper till att motverka viktökning och främjar viktminskning.

17. Fysisk aktivitet hjälper till att motverka de negativa konsekvenserna av fetma genom att reducera bukfett, öka insulinkänslighet, byta lipider, reducera blodtrycket, öka mobiliseringsgraden av fettvävnader, minska underhudsfett, öka metabolism och fettoxidation och öka lipolysaktiviteten i muskler, minska risken för tjocktarmscancer och bröstcancer, stärka dina ben och muskler och förhindrar äldre människor att falla.

18. Börja väldigt sakta med måttlig fysisk aktivitet om du är nybörjare, eftersom risken för hjärtattacker kan öka när du utför en aktivitet väldigt intensivt som du inte är van vid. Det är bättre att gradvis öka aktivitetsnivån för att

undvika skador. Det är mycket viktigt att ha en dialog med din läkare om du har diabetes, artrit eller hjärtsjukdom innan du börjar ett träningsprogram och kostprogram. Men det är viktigt att du undviker att vara inaktiv.

19. Fysisk inaktivitet med definitionen "Fysisk inaktivitet inkluderar alla aktiviteter som inte leder till en energiförbrukning över den i vila. Alla aktiviteter som motsvarar 1.0 – 1.5 MET". Fysisk inaktivitet kan leda till skadliga symtom i kroppen.

20. Styrketräning leder till några endokrina justeringar som ökat testosteron, tillväxthormon, kortisol, norepinefrin, adrenalin, IGF-1 och insulin.

21. Fördelar med styrketräningsmaskiner: bra muskelbyggnad, enklare för nybörjare, styrd rörelse, bra rehabilitering och träning, arbeta med tänkta muskler, liten skaderisk och ett bra sätt att känna musklerna.

22. Nackdelar med styrketräningsmaskiner: de är sällan så väl utformade att de passar alla

individer, ökning av styrka överförs inte till sport, liten/ingen stimulans på stabiliseringsmusklerna, långsam rörelse, explosiv styrketräning är svår att genomföra.

23. Fördelar med fria vikter: utvecklar bra rörlighet, bra träning för aktiva idrottare, oändlig variation av varje typ av träning, bra muskelbyggnad, effektiv i både koncentrisk och excentrisk fas, utvecklar snabbhet och explosivitet, stor stimulans på stabiliseringsmuskler, möjliggör flera rörelser och är mångsidig.

24. Nackdelar med fria vikter: ibland behövs ytterligare assistenter, kan ge lägre överföringskraft i förhållande till sportmoment, huvudmotstånd i vertikalplanet, vid fel belastning ökar risken för skada.

25. Rekommendationerna av fysisk aktivitet enligt NNR 2012 är för vuxna: 150 minuter av måttlig intensitet eller 75 minuter av hög intensitet per vecka. För barn och ungdomar: 60 minuters måttlig till väldigt stressfull fysisk aktivitet per

dag. Alla rekommenderas att reducera stillasittandet.

26. Drick vatten före, under och efter träningen. Du bör dricka 150 % eller mer vatten av din viktförlust om du har tränat under en lång tid, som löpning i 90 minuter.

27. Sov i 7 – 9 timmar per dag om du är mellan 18 och 64 år.

28. Välj BMI, personvåg eller DEXA-scan för att mäta din kroppssammansättning.

29. Det är mycket viktigt att konsumera tillräckligt med mikronäringsämnen för att gå ner i vikt på ett hälsosamt sätt.

30. Det rekommenderade intaget av kolhydrater är 45 – 60 % av det totala energiintaget. Det rekommenderade intaget av tillsatt socker bör hållas under 10 % av det totala energiintaget. Det rekommenderade intaget av kostfibrer bör vara 25 g eller mer per dag för kvinnor och 35 g eller mer per dag för män.

31. Det rekommenderade intaget av protein är 10 – 20 % av det totala energiintaget vilket motsvarar

cirka 0.8 – 1.5 g protein / kg kroppsvikt per dag för vuxna. Mindre mager kroppsmassa förloras när proteinintaget är mellan 13 – 20 % av det totala energiintaget.

32. Det rekommenderade intaget av totalt fett är 25 – 40 % av det totala energiintaget. Det rekommenderade intaget av enkelomättat fett är 10 – 20 % av det totala energiintaget. Det rekommenderade intaget av fleromättat fett är 5 – 10 % av det totala energiintaget. Det rekommenderade intaget av n-3 (omega-3) fett bör hållas likgiltigt med eller över 10 % av det totala energiintaget. Det rekommenderade intaget av mättat fett bör hållas under 10 % av det totala energiintaget. Det rekommenderade intaget av transfettsyror bör vara så lågt som möjligt av det totala energiintaget.

33. Det tar cirka 3500 kalorier för att förlora 1 lbs (0.45 kg) fett vilket innebär att du måste minska dina kalorier med 500 kalorier under ditt upprätthållande för att förlora 1 lbs (0.45 kg) fett per vecka.

34. MyFitnessPal och träningsklockor är bra alternativ för att räkna dina kalorier som du konsumerar från maten och som du bränner genom fysisk aktivitet.

35. Du ska konsumera grönsaker och rotgrönsaker, baljväxter, frukter och bär, nötter och frön, spannmålsprodukter, fullkornsprodukter, fiberrika livsmedel, mer enkelomättade- och fleromättade fettsyror än mättade- och transfettsyror, magra mjölkprodukter, ägg, fisk och skaldjur, lägre intag av rött kött och processade köttprodukter, lägre intag av salt och salta livsmedel, lägre intag av energirika- och sockerrika livsmedlen, lägre intag av alkoholdrycker och ett högre intag av vatten eftersom alla dessa livsmedlen resulterar i lägre risk för kronisk sjukdom.

36. Grönt te, svart te och kaffe har många hälsofördelar och de är perfekta att konsumera när du fastar. Du bör konsumera dryckerna innan din träning vilket kommer att ge dig mer energi under träningen. Du ska också konsumera dryckerna innan din måltid vilket resulterar i att din aptit

dämpas och du kommer att konsumera färre
kalorier än du skulle ha gjort utan te eller kaffe
innan måltiden. Konsumera inte dryckerna för
sent på kvällarna, eftersom vissa människor har
svårt att sova på grund av koffeinet, och sömnen
är väldigt viktig för din viktminskningsresa.

37. Väg dig själv varje morgon vid samma tid, eller
varje måndag eller söndag vid samma tid för att
veta om du har gått upp, gått ner eller bibehållit
kroppsvikten under veckan.

Lycka Till!

Jag tror på dig och kommer alltid att göra!

Pontus Olsson

Referenser

1. Moro T, Tinsley G, Bianco A, Marcolin G, Pacelli QF, Battaglia G, et al. Effects of eight weeks of time-restricted feeding (16/8) on basal metabolism, maximal strength, body com position, inflammation, and cardiovascular risk factors in resistance-trained males. J Transl Med. 2016 Oct 13;14(1):290.

2. Tinsley GM, La Bounty PM. Effects of intermittent fasting on body compositio n and clinical health markers in humans. Nutr Rev. 2015 Oct;73(10):661-74.

3. Gotthardt JD, Bello NT. Meal pattern alterations associated with intermitte nt fasting for weight loss are normalized after high-fat diet re-feeding. Physiol Behav. 2017 May 15;174:49-56.

4. Wolke E. Ätstörningar [PowerPoint presentation on the Internet]. Kalmar: Linnéuniversitetet; 2016. [cited March 8 2017]. Available from: https://mymoodle.lnu.se/pluginfile.php/1389759/mod_resource/content/1/ABC%20-%20mottagningen%20Ätstörningar%20Eva%20Wolke.pdf.

5. 1177 Vårdguiden. Bulimi [Internet]. Stockholm: 1177 Vårdguiden; 2017 [updated date 2017-02-06; cited 2017 March 8]. Available from: https://www.1177.se/Kronoberg/Fakta-och-rad/Sjukdomar/Bulimi/.

6. Andersson H. Energi och metabolism [PowerPoint presentation on the Internet]. Kalmar: Linnéuniversitetet; 2016. [cited March 14 2017]. Available from: https://mymoodle.lnu.se/pluginfile.php/1318211/mod_resource/content/3/Lectures/Energibalans.pdf.

7. Hatting M, Rines AK, Luo C, Tabata M, Sharabi K, Hall JA, et al.

Adipose Tissue CLK2 Promotes Energy Expendit
ure during High-Fat Diet Intermittent Fasting.
Cell Metab. 2017 Feb 7;25(2):428-437.

8. Shi H, Akunuru S, Bierman JC, Hodge KM,
Mitchell MC, Foster MT, et al. Diet-induced
obese mice are leptin insufficient after weight
reduction. Obesity (Silver Spring). 2009
Sep;17(9):1702-9.

9. Chung H, Chou W, Sears DD, Patterson RE,
Webster NJ, Ellies LG. Time-
restricted feeding improves insulin resistance and
hepatic steatosis in
a mouse model of postmenopausal obesity.
Metabolism. 2016 Dec;65(12):1743-1754.

10. Nseir W, Hellou E, Assy N. Role of diet and
lifestyle changes in nonalcoholic fatty liver
disease. World J Gastroenterol. 2014 Jul
28;20(28):9338-44.

11. Mattson MP, Longo VD, Harvie M. Impact of
intermittent fasting on health and disease
processes. Ageing Res Rev. 2017 Oct;39:46-58.

12. Napolitano MA, Hayes S.
Behavioral and psychological factors associated with 12-month weight change in a physical activity trial. J Obes. 2011;2011:515803.

13. Keim NL, Van Loan MD, Horn WF, Barbieri TF, Mayclin PL. Weight
loss is greater with consumption of large morning meals and fat-
free mass is preservedwith large evening meals in women on a controlled weight reduction regimen. J Nutr. 1997 Jan;127(1):75-82.

14. Harvey-Berino J. Calorie restriction is more effective for obesity treatment than dietary fat restriction. Ann Behav Med. 1999 Spring;21(1):35-9.

15. Phelan S, Wyatt H, Nassery S, Dibello J, Fava JL, Hill JO, et al. Three-year weight change in successful weight losers who lost weight on a low-carbohydrate diet. Obesity (Silver Spring). 2007 Oct;15(10):2470-7.

16. Adechian S, Rémond D, Gaudichon C, Dardevet D, Mosoni L. The nature of the ingested protein has no effect on lean body mass during energy restriction in overweight rats. Obesity (Silver Spring). 2011 Jun;19(6):1137-44.

17. Westerterp-Plantenga MS. The significance of protein in food intake and body weight regulation. Curr Opin Clin Nutr Metab Care. 2003 Nov;6(6):635-8.

18. Examine. Protein and Intentional Weight Loss [Internet]. Toronto: Examine; 2012 [updated date 2012-09-01; 2017 April 5]. Available from: https://examine.com/nutrition/how-does-protein-affect-weight-loss/.

19. Garaulet M, Gómez-Abellán P, Alburquerque-Béjar JJ, Lee Y-C, Ordovás JM, Scheer FAJL. Timing of food intake predicts weight loss effectiveness. Int J Obes (Lond). 2013 Apr;37(4):604-611.

20. Paulún F. 50 genvägar till fettförbränning. Falun: ScandBook AB; 2014. P. 23

21. Paulún F. 50 genvägar till fettförbränning. Falun: ScandBook AB; 2014. P. 24

22. Witthöft C. Livsmedelskvalitet [PowerPoint
presentation on the Internet]. Kalmar:
Linnéuniversitetet; 2015. [cited April 8 2017].
Available from:
https://mymoodle.lnu.se/pluginfile.php/1153071/
mod_resource/content/1/livsmedelskvalitet20151
029%206.pdf.

23. Nordic Nutrition Recommendations 2012:
Integrating nutrition and physical activity. 5th ed.
Copenhagen: Nordic Nutrition Recommendations
2012; 2014 [cited 2017-11-05]. 627 p (Nord).
Available from:
http://www.norden.org/en/theme/former-
themes/themes-2016/nordic-nutrition-
recommendation/nordic-nutrition-
recommendations-2012 p. 23.

24. Nordic Nutrition Recommendations 2012:
Integrating nutrition and physical activity. 5th ed.
Copenhagen: Nordic Nutrition Recommendations
2012; 2014 [cited 2017-11-05]. 627 p (Nord).
Available from:
http://www.norden.org/en/theme/former-

themes/themes-2016/nordic-nutrition-
recommendation/nordic-nutrition-
recommendations-2012 p. 32.

25. Nordic Nutrition Recommendations 2012:
Integrating nutrition and physical activity. 5th ed.
Copenhagen: Nordic Nutrition Recommendations
2012; 2014 [cited 2017-11-05]. 627 p (Nord).
Available from:
http://www.norden.org/en/theme/former-
themes/themes-2016/nordic-nutrition-
recommendation/nordic-nutrition-
recommendations-2012 p. 33.

26. Nordic Nutrition Recommendations 2012:
Integrating nutrition and physical activity. 5th ed.
Copenhagen: Nordic Nutrition Recommendations
2012; 2014 [cited 2017-11-05]. 627 p (Nord).
Available from:
http://www.norden.org/en/theme/former-
themes/themes-2016/nordic-nutrition-
recommendation/nordic-nutrition-
recommendations-2012 p. 158.

27. Bergman P. Vad är fysisk aktivitet? [PowerPoint presentation on the Internet]. Kalmar: Linnéuniversitetet; 2016. [cited October 4 2017]. Available from: https://connect.sunet.se/p9nqjezuyo0/?launcher=false&fcsContent=true&pbMode=normal.

28. Ahlgren M. Idrottsnutrition [PowerPoint presentation on the Internet]. Kalmar: Linnéuniversitetet; 2016. [cited October 9 2017]. Available from: https://mymoodle.lnu.se/pluginfile.php/1425206/mod_resource/content/1/Handouts%20Idrottsnutrition.pdf.

29. Centers for Disease Control and Prevention. Physical activity and health [Internet]. USA: Centers for Disease Control and Prevention; 2015 [updated date 2015-06-04; cited 2017 October 8 2017]. Available from: https://www.cdc.gov/physicalactivity/basics/pa-health/index.htm.

30. Nordic Nutrition Recommendations 2012:
Integrating nutrition and physical activity. 5th ed.
Copenhagen: Nordic Nutrition Recommendations
2012; 2014 [cited 2017-10-06]. 627 p (Nord).
Available from:
http://www.norden.org/en/theme/former-
themes/themes-2016/nordic-nutrition-
recommendation/nordic-nutrition-
recommendations-2012 p. 195.

31. Hirshkowitz M, Whiton K, Albert SM, Alessi C,
Bruni O, DonCarlos L, et al. National sleep
foundation's sleep time duration
recommendations: methodology and results
summary. Sleep Health. 2015 Mar;1(1):40-43.

32. Persson AA. GI-kanalen [PowerPoint
presentation on the Internet]. Kalmar:
Linnéuniversitetet; 2015. [cited September 19
2017]. Available from:
https://mymoodle.lnu.se/mod/folder/view.php?id=
829732.

33. Andersson H. Matspjälkningsprocessen
[PowerPoint presentation on the Internet].
Kalmar: Linnéuniversitetet; 2016. [cited
September 20 2017]. Available from:
https://mymoodle.lnu.se/pluginfile.php/1318193/
mod_resource/content/4/Lectures/Introduktion%2
0%2B%20matspjälkning.pdf.

34. Nordic Nutrition Recommendations 2012:
Integrating nutrition and physical activity. 5th ed.
Copenhagen: Nordic Nutrition Recommendations
2012; 2014 [cited 2017-11-06]. 627 p (Nord).
Available from:
http://www.norden.org/en/theme/former-
themes/themes-2016/nordic-nutrition-
recommendation/nordic-nutrition-
recommendations-2012 p. 24.

35. Nordic Nutrition Recommendations 2012:
Integrating nutrition and physical activity. 5th ed.
Copenhagen: Nordic Nutrition Recommendations
2012; 2014 [cited 2017-11-09]. 627 p (Nord).
Available from:

http://www.norden.org/en/theme/former-themes/themes-2016/nordic-nutrition-recommendation/nordic-nutrition-recommendations-2012 p. 515.

36. Nordic Nutrition Recommendations 2012: Integrating nutrition and physical activity. 5th ed. Copenhagen: Nordic Nutrition Recommendations 2012; 2014 [cited 2017-11-09]. 627 p (Nord). Available from: http://www.norden.org/en/theme/former-themes/themes-2016/nordic-nutrition-recommendation/nordic-nutrition-recommendations-2012 p. 516.

37. Nordic Nutrition Recommendations 2012: Integrating nutrition and physical activity. 5th ed. Copenhagen: Nordic Nutrition Recommendations 2012; 2014 [cited 2017-11-09]. 627 p (Nord). Available from: http://www.norden.org/en/theme/former-themes/themes-2016/nordic-nutrition-recommendation/nordic-nutrition-recommendations-2012 p. 517.

38. Nordic Nutrition Recommendations 2012: Integrating nutrition and physical activity. 5th ed. Copenhagen: Nordic Nutrition Recommendations 2012; 2014 [cited 2017-11-09]. 627 p (Nord). Available from: http://www.norden.org/en/theme/former-themes/themes-2016/nordic-nutrition-recommendation/nordic-nutrition-recommendations-2012 p. 528.

39. Witthöft C. Bone Health [PowerPoint presentation on the Internet]. Kalmar: Linnéuniversitetet; 2016. [cited June 25 2017]. Available from: https://mymoodle.lnu.se/pluginfile.php/1385412/mod_resource/content/1/BenhälsaMineralämnen20160408.pdf.

40. Nordic Nutrition Recommendations 2012: Integrating nutrition and physical activity. 5th ed. Copenhagen: Nordic Nutrition Recommendations 2012; 2014 [cited 2017-11-09]. 627 p (Nord). Available from:

http://www.norden.org/en/theme/former-themes/themes-2016/nordic-nutrition-recommendation/nordic-nutrition-recommendations-2012 p. 475.

41. Nordic Nutrition Recommendations 2012: Integrating nutrition and physical activity. 5th ed. Copenhagen: Nordic Nutrition Recommendations 2012; 2014 [cited 2017-11-09]. 627 p (Nord). Available from: http://www.norden.org/en/theme/former-themes/themes-2016/nordic-nutrition-recommendation/nordic-nutrition-recommendations-2012 p. 476.

42. Nordic Nutrition Recommendations 2012: Integrating nutrition and physical activity. 5th ed. Copenhagen: Nordic Nutrition Recommendations 2012; 2014 [cited 2017-11-09]. 627 p (Nord). Available from: http://www.norden.org/en/theme/former-themes/themes-2016/nordic-nutrition-recommendation/nordic-nutrition-recommendations-2012 p. 477.

43. Nordic Nutrition Recommendations 2012:
Integrating nutrition and physical activity. 5th ed.
Copenhagen: Nordic Nutrition Recommendations
2012; 2014 [cited 2017-11-10]. 627 p (Nord).
Available from:
http://www.norden.org/en/theme/former-
themes/themes-2016/nordic-nutrition-
recommendation/nordic-nutrition-
recommendations-2012 p. 535.

44. Nordic Nutrition Recommendations 2012:
Integrating nutrition and physical activity. 5th ed.
Copenhagen: Nordic Nutrition Recommendations
2012; 2014 [cited 2017-11-10]. 627 p (Nord).
Available from:
http://www.norden.org/en/theme/former-
themes/themes-2016/nordic-nutrition-
recommendation/nordic-nutrition-
recommendations-2012 p. 536.

45. Nordic Nutrition Recommendations 2012:
Integrating nutrition and physical activity. 5th ed.
Copenhagen: Nordic Nutrition Recommendations
2012; 2014 [cited 2017-11-10]. 627 p (Nord).

Available from:

http://www.norden.org/en/theme/former-themes/themes-2016/nordic-nutrition-recommendation/nordic-nutrition-recommendations-2012 p. 539.

46. Nordic Nutrition Recommendations 2012: Integrating nutrition and physical activity. 5th ed. Copenhagen: Nordic Nutrition Recommendations 2012; 2014 [cited 2017-11-10]. 627 p (Nord). Available from:

http://www.norden.org/en/theme/former-themes/themes-2016/nordic-nutrition-recommendation/nordic-nutrition-recommendations-2012 p. 540.

47. Nordic Nutrition Recommendations 2012: Integrating nutrition and physical activity. 5th ed. Copenhagen: Nordic Nutrition Recommendations 2012; 2014 [cited 2017-11-11]. 627 p (Nord). Available from:

http://www.norden.org/en/theme/former-themes/themes-2016/nordic-nutrition-

recommendation/nordic-nutrition-
recommendations-2012 p. 501.

48. Nordic Nutrition Recommendations 2012:
Integrating nutrition and physical activity. 5th ed.
Copenhagen: Nordic Nutrition Recommendations
2012; 2014 [cited 2017-11-11]. 627 p (Nord).
Available from:
http://www.norden.org/en/theme/former-
themes/themes-2016/nordic-nutrition-
recommendation/nordic-nutrition-
recommendations-2012 p. 502.

49. Nordic Nutrition Recommendations 2012:
Integrating nutrition and physical activity. 5th ed.
Copenhagen: Nordic Nutrition Recommendations
2012; 2014 [cited 2017-11-11]. 627 p (Nord).
Available from:
http://www.norden.org/en/theme/former-
themes/themes-2016/nordic-nutrition-
recommendation/nordic-nutrition-
recommendations-2012 p. 503.

50. Nordic Nutrition Recommendations 2012:
Integrating nutrition and physical activity. 5th ed.

Copenhagen: Nordic Nutrition Recommendations 2012; 2014 [cited 2017-11-11]. 627 p (Nord). Available from: http://www.norden.org/en/theme/former-themes/themes-2016/nordic-nutrition-recommendation/nordic-nutrition-recommendations-2012 p. 509.

51. Nordic Nutrition Recommendations 2012: Integrating nutrition and physical activity. 5th ed. Copenhagen: Nordic Nutrition Recommendations 2012; 2014 [cited 2017-11-11]. 627 p (Nord). Available from: http://www.norden.org/en/theme/former-themes/themes-2016/nordic-nutrition-recommendation/nordic-nutrition-recommendations-2012 p. 510.

52. Witthöft C. Trace elements [PowerPoint presentation on the Internet]. Kalmar: Linnéuniversitetet; 2016. [cited June 25 2017]. Available from: https://mymoodle.lnu.se/pluginfile.php/1385415/

mod_resource/content/1/Trace%20elements%202
0160408.pdf.

53. Nordic Nutrition Recommendations 2012:
Integrating nutrition and physical activity. 5th ed.
Copenhagen: Nordic Nutrition Recommendations
2012; 2014 [cited 2017-11-12]. 627 p (Nord).
Available from:
http://www.norden.org/en/theme/former-
themes/themes-2016/nordic-nutrition-
recommendation/nordic-nutrition-
recommendations-2012 p. 545.

54. Nordic Nutrition Recommendations 2012:
Integrating nutrition and physical activity. 5th ed.
Copenhagen: Nordic Nutrition Recommendations
2012; 2014 [cited 2017-11-12]. 627 p (Nord).
Available from:
http://www.norden.org/en/theme/former-
themes/themes-2016/nordic-nutrition-
recommendation/nordic-nutrition-
recommendations-2012 p. 547.

55. Nordic Nutrition Recommendations 2012:
Integrating nutrition and physical activity. 5th ed.

Copenhagen: Nordic Nutrition Recommendations
2012; 2014 [cited 2017-11-12]. 627 p (Nord).
Available from:
http://www.norden.org/en/theme/former-
themes/themes-2016/nordic-nutrition-
recommendation/nordic-nutrition-
recommendations-2012 p. 559.

56. Nordic Nutrition Recommendations 2012:
Integrating nutrition and physical activity. 5th ed.
Copenhagen: Nordic Nutrition Recommendations
2012; 2014 [cited 2017-11-12]. 627 p (Nord).
Available from:
http://www.norden.org/en/theme/former-
themes/themes-2016/nordic-nutrition-
recommendation/nordic-nutrition-
recommendations-2012 p. 543.

57. Nordic Nutrition Recommendations 2012:
Integrating nutrition and physical activity. 5th ed.
Copenhagen: Nordic Nutrition Recommendations
2012; 2014 [cited 2017-11-12]. 627 p (Nord).
Available from:
http://www.norden.org/en/theme/former-

themes/themes-2016/nordic-nutrition-recommendation/nordic-nutrition-recommendations-2012 p. 573.

58. Nordic Nutrition Recommendations 2012: Integrating nutrition and physical activity. 5th ed. Copenhagen: Nordic Nutrition Recommendations 2012; 2014 [cited 2017-11-12]. 627 p (Nord). Available from: http://www.norden.org/en/theme/former-themes/themes-2016/nordic-nutrition-recommendation/nordic-nutrition-recommendations-2012 p. 574.

59. Nordic Nutrition Recommendations 2012: Integrating nutrition and physical activity. 5th ed. Copenhagen: Nordic Nutrition Recommendations 2012; 2014 [cited 2017-11-12]. 627 p (Nord). Available from: http://www.norden.org/en/theme/former-themes/themes-2016/nordic-nutrition-recommendation/nordic-nutrition-recommendations-2012 p. 575.

60. Nordic Nutrition Recommendations 2012:
Integrating nutrition and physical activity. 5th ed.
Copenhagen: Nordic Nutrition Recommendations
2012; 2014 [cited 2017-11-13]. 627 p (Nord).
Available from:
http://www.norden.org/en/theme/former-
themes/themes-2016/nordic-nutrition-
recommendation/nordic-nutrition-
recommendations-2012 p. 583.

61. Nordic Nutrition Recommendations 2012:
Integrating nutrition and physical activity. 5th ed.
Copenhagen: Nordic Nutrition Recommendations
2012; 2014 [cited 2017-11-13]. 627 p (Nord).
Available from:
http://www.norden.org/en/theme/former-
themes/themes-2016/nordic-nutrition-
recommendation/nordic-nutrition-
recommendations-2012 p. 584.

62. Nordic Nutrition Recommendations 2012:
Integrating nutrition and physical activity. 5th ed.
Copenhagen: Nordic Nutrition Recommendations
2012; 2014 [cited 2017-11-13]. 627 p (Nord).

Available from:

http://www.norden.org/en/theme/former-themes/themes-2016/nordic-nutrition-recommendation/nordic-nutrition-recommendations-2012 p. 585.

63. Nordic Nutrition Recommendations 2012: Integrating nutrition and physical activity. 5th ed. Copenhagen: Nordic Nutrition Recommendations 2012; 2014 [cited 2017-11-13]. 627 p (Nord). Available from:

http://www.norden.org/en/theme/former-themes/themes-2016/nordic-nutrition-recommendation/nordic-nutrition-recommendations-2012 p. 587.

64. Nordic Nutrition Recommendations 2012: Integrating nutrition and physical activity. 5th ed. Copenhagen: Nordic Nutrition Recommendations 2012; 2014 [cited 2017-11-13]. 627 p (Nord). Available from:

http://www.norden.org/en/theme/former-themes/themes-2016/nordic-nutrition-

recommendation/nordic-nutrition-recommendations-2012 p. 586.

65. Nordic Nutrition Recommendations 2012: Integrating nutrition and physical activity. 5th ed. Copenhagen: Nordic Nutrition Recommendations 2012; 2014 [cited 2017-11-13]. 627 p (Nord). Available from: http://www.norden.org/en/theme/former-themes/themes-2016/nordic-nutrition-recommendation/nordic-nutrition-recommendations-2012 p. 591.

66. Nordic Nutrition Recommendations 2012: Integrating nutrition and physical activity. 5th ed. Copenhagen: Nordic Nutrition Recommendations 2012; 2014 [cited 2017-11-13]. 627 p (Nord). Available from: http://www.norden.org/en/theme/former-themes/themes-2016/nordic-nutrition-recommendation/nordic-nutrition-recommendations-2012 p. 592.

67. Nordic Nutrition Recommendations 2012: Integrating nutrition and physical activity. 5th ed.

Copenhagen: Nordic Nutrition Recommendations
2012; 2014 [cited 2017-11-13]. 627 p (Nord).
Available from:
http://www.norden.org/en/theme/former-
themes/themes-2016/nordic-nutrition-
recommendation/nordic-nutrition-
recommendations-2012 p. 593.

68. Nordic Nutrition Recommendations 2012:
Integrating nutrition and physical activity. 5th ed.
Copenhagen: Nordic Nutrition Recommendations
2012; 2014 [cited 2017-11-13]. 627 p (Nord).
Available from:
http://www.norden.org/en/theme/former-
themes/themes-2016/nordic-nutrition-
recommendation/nordic-nutrition-
recommendations-2012 p. 594.

69. Nordic Nutrition Recommendations 2012:
Integrating nutrition and physical activity. 5th ed.
Copenhagen: Nordic Nutrition Recommendations
2012; 2014 [cited 2017-11-13]. 627 p (Nord).
Available from:
http://www.norden.org/en/theme/former-

themes/themes-2016/nordic-nutrition-recommendation/nordic-nutrition-recommendations-2012 p. 597.

70. Nordic Nutrition Recommendations 2012: Integrating nutrition and physical activity. 5th ed. Copenhagen: Nordic Nutrition Recommendations 2012; 2014 [cited 2017-11-14]. 627 p (Nord). Available from: http://www.norden.org/en/theme/former-themes/themes-2016/nordic-nutrition-recommendation/nordic-nutrition-recommendations-2012 p. 601.

71. Nordic Nutrition Recommendations 2012: Integrating nutrition and physical activity. 5th ed. Copenhagen: Nordic Nutrition Recommendations 2012; 2014 [cited 2017-11-14]. 627 p (Nord). Available from: http://www.norden.org/en/theme/former-themes/themes-2016/nordic-nutrition-recommendation/nordic-nutrition-recommendations-2012 p. 602.

72. Nordic Nutrition Recommendations 2012:
Integrating nutrition and physical activity. 5th ed.
Copenhagen: Nordic Nutrition Recommendations
2012; 2014 [cited 2017-11-14]. 627 p (Nord).
Available from:
http://www.norden.org/en/theme/former-
themes/themes-2016/nordic-nutrition-
recommendation/nordic-nutrition-
recommendations-2012 p. 603.

73. Nordic Nutrition Recommendations 2012:
Integrating nutrition and physical activity. 5th ed.
Copenhagen: Nordic Nutrition Recommendations
2012; 2014 [cited 2017-11-14]. 627 p (Nord).
Available from:
http://www.norden.org/en/theme/former-
themes/themes-2016/nordic-nutrition-
recommendation/nordic-nutrition-
recommendations-2012 p. 604.

74. Nordic Nutrition Recommendations 2012:
Integrating nutrition and physical activity. 5th ed.
Copenhagen: Nordic Nutrition Recommendations
2012; 2014 [cited 2017-11-14]. 627 p (Nord).

Available from:

http://www.norden.org/en/theme/former-
themes/themes-2016/nordic-nutrition-
recommendation/nordic-nutrition-
recommendations-2012 p. 605.

75. Nordic Nutrition Recommendations 2012:
Integrating nutrition and physical activity. 5th ed.
Copenhagen: Nordic Nutrition Recommendations
2012; 2014 [cited 2017-11-14]. 627 p (Nord).
Available from:

http://www.norden.org/en/theme/former-
themes/themes-2016/nordic-nutrition-
recommendation/nordic-nutrition-
recommendations-2012 p. 607.

76. Nordic Nutrition Recommendations 2012:
Integrating nutrition and physical activity. 5th ed.
Copenhagen: Nordic Nutrition Recommendations
2012; 2014 [cited 2017-11-14]. 627 p (Nord).
Available from:

http://www.norden.org/en/theme/former-
themes/themes-2016/nordic-nutrition-

recommendation/nordic-nutrition-recommendations-2012 p. 608.

77. Nordic Nutrition Recommendations 2012: Integrating nutrition and physical activity. 5th ed. Copenhagen: Nordic Nutrition Recommendations 2012; 2014 [cited 2017-11-14]. 627 p (Nord). Available from: http://www.norden.org/en/theme/former-themes/themes-2016/nordic-nutrition-recommendation/nordic-nutrition-recommendations-2012 p. 610.

78. Nordic Nutrition Recommendations 2012: Integrating nutrition and physical activity. 5th ed. Copenhagen: Nordic Nutrition Recommendations 2012; 2014 [cited 2017-11-14]. 627 p (Nord). Available from: http://www.norden.org/en/theme/former-themes/themes-2016/nordic-nutrition-recommendation/nordic-nutrition-recommendations-2012 p. 609.

79. Nordic Nutrition Recommendations 2012: Integrating nutrition and physical activity. 5th ed.

Copenhagen: Nordic Nutrition Recommendations 2012; 2014 [cited 2017-11-14]. 627 p (Nord). Available from: http://www.norden.org/en/theme/former-themes/themes-2016/nordic-nutrition-recommendation/nordic-nutrition-recommendations-2012 p. 613.

80. Nordic Nutrition Recommendations 2012: Integrating nutrition and physical activity. 5th ed. Copenhagen: Nordic Nutrition Recommendations 2012; 2014 [cited 2017-11-14]. 627 p (Nord). Available from: http://www.norden.org/en/theme/former-themes/themes-2016/nordic-nutrition-recommendation/nordic-nutrition-recommendations-2012 p. 614.

81. Nordic Nutrition Recommendations 2012: Integrating nutrition and physical activity. 5th ed. Copenhagen: Nordic Nutrition Recommendations 2012; 2014 [cited 2017-11-14]. 627 p (Nord). Available from: http://www.norden.org/en/theme/former-

themes/themes-2016/nordic-nutrition-
recommendation/nordic-nutrition-
recommendations-2012 p. 615.

82. Nordic Nutrition Recommendations 2012:
Integrating nutrition and physical activity. 5th ed.
Copenhagen: Nordic Nutrition Recommendations
2012; 2014 [cited 2017-11-15]. 627 p (Nord).
Available from:
http://www.norden.org/en/theme/former-
themes/themes-2016/nordic-nutrition-
recommendation/nordic-nutrition-
recommendations-2012 p. 617.

83. Nordic Nutrition Recommendations 2012:
Integrating nutrition and physical activity. 5th ed.
Copenhagen: Nordic Nutrition Recommendations
2012; 2014 [cited 2017-11-15]. 627 p (Nord).
Available from:
http://www.norden.org/en/theme/former-
themes/themes-2016/nordic-nutrition-
recommendation/nordic-nutrition-
recommendations-2012 p. 618.

84. Nordic Nutrition Recommendations 2012: Integrating nutrition and physical activity. 5th ed. Copenhagen: Nordic Nutrition Recommendations 2012; 2014 [cited 2017-11-15]. 627 p (Nord). Available from: http://www.norden.org/en/theme/former-themes/themes-2016/nordic-nutrition-recommendation/nordic-nutrition-recommendations-2012 p. 619.

85. Nordic Nutrition Recommendations 2012: Integrating nutrition and physical activity. 5th ed. Copenhagen: Nordic Nutrition Recommendations 2012; 2014 [cited 2017-11-15]. 627 p (Nord). Available from: http://www.norden.org/en/theme/former-themes/themes-2016/nordic-nutrition-recommendation/nordic-nutrition-recommendations-2012 p. 621.

86. Nordic Nutrition Recommendations 2012: Integrating nutrition and physical activity. 5th ed. Copenhagen: Nordic Nutrition Recommendations 2012; 2014 [cited 2017-11-15]. 627 p (Nord).

Available from:

http://www.norden.org/en/theme/former-
themes/themes-2016/nordic-nutrition-
recommendation/nordic-nutrition-
recommendations-2012 p. 622.

87. Nordic Nutrition Recommendations 2012:
Integrating nutrition and physical activity. 5th ed.
Copenhagen: Nordic Nutrition Recommendations
2012; 2014 [cited 2017-11-15]. 627 p (Nord).
Available from:
http://www.norden.org/en/theme/former-
themes/themes-2016/nordic-nutrition-
recommendation/nordic-nutrition-
recommendations-2012 p. 623.

88. Nordic Nutrition Recommendations 2012:
Integrating nutrition and physical activity. 5th ed.
Copenhagen: Nordic Nutrition Recommendations
2012; 2014 [cited 2017-11-16]. 627 p (Nord).
Available from:
http://www.norden.org/en/theme/former-
themes/themes-2016/nordic-nutrition-

recommendation/nordic-nutrition-recommendations-2012 p. 336.

89. Witthöft C. Fettlösliga vitaminer [PowerPoint presentation on the Internet]. Kalmar: Linnéuniversitetet; 2016. [cited 26 June 2017]. Available from: https://mymoodle.lnu.se/pluginfile.php/1384387/mod_resource/content/1/Fettlösliga%20vitaminer%2020160405%20sv.pdf.

90. Nordic Nutrition Recommendations 2012: Integrating nutrition and physical activity. 5th ed. Copenhagen: Nordic Nutrition Recommendations 2012; 2014 [cited 2017-11-16]. 627 p (Nord). Available from: http://www.norden.org/en/theme/former-themes/themes-2016/nordic-nutrition-recommendation/nordic-nutrition-recommendations-2012 p. 337.

91. Nordic Nutrition Recommendations 2012: Integrating nutrition and physical activity. 5th ed. Copenhagen: Nordic Nutrition Recommendations 2012; 2014 [cited 2017-11-16]. 627 p (Nord).

Available from:

http://www.norden.org/en/theme/former-
themes/themes-2016/nordic-nutrition-
recommendation/nordic-nutrition-
recommendations-2012 p. 338.

92. Nordic Nutrition Recommendations 2012:
Integrating nutrition and physical activity. 5th ed.
Copenhagen: Nordic Nutrition Recommendations
2012; 2014 [cited 2017-11-16]. 627 p (Nord).
Available from:
http://www.norden.org/en/theme/former-
themes/themes-2016/nordic-nutrition-
recommendation/nordic-nutrition-
recommendations-2012 p. 335.

93. Nordic Nutrition Recommendations 2012:
Integrating nutrition and physical activity. 5th ed.
Copenhagen: Nordic Nutrition Recommendations
2012; 2014 [cited 2017-11-16]. 627 p (Nord).
Available from:
http://www.norden.org/en/theme/former-
themes/themes-2016/nordic-nutrition-

recommendation/nordic-nutrition-recommendations-2012 p. 349.

94. Nordic Nutrition Recommendations 2012: Integrating nutrition and physical activity. 5th ed. Copenhagen: Nordic Nutrition Recommendations 2012; 2014 [cited 2017-11-16]. 627 p (Nord). Available from: http://www.norden.org/en/theme/former-themes/themes-2016/nordic-nutrition-recommendation/nordic-nutrition-recommendations-2012 p. 353.

95. Nordic Nutrition Recommendations 2012: Integrating nutrition and physical activity. 5th ed. Copenhagen: Nordic Nutrition Recommendations 2012; 2014 [cited 2017-11-16]. 627 p (Nord). Available from: http://www.norden.org/en/theme/former-themes/themes-2016/nordic-nutrition-recommendation/nordic-nutrition-recommendations-2012 p. 356.

96. Nordic Nutrition Recommendations 2012: Integrating nutrition and physical activity. 5th ed.

Copenhagen: Nordic Nutrition Recommendations
2012; 2014 [cited 2017-11-16]. 627 p (Nord).
Available from:
http://www.norden.org/en/theme/former-
themes/themes-2016/nordic-nutrition-
recommendation/nordic-nutrition-
recommendations-2012 p. 371.

97. Nordic Nutrition Recommendations 2012:
Integrating nutrition and physical activity. 5th ed.
Copenhagen: Nordic Nutrition Recommendations
2012; 2014 [cited 2017-11-16]. 627 p (Nord).
Available from:
http://www.norden.org/en/theme/former-
themes/themes-2016/nordic-nutrition-
recommendation/nordic-nutrition-
recommendations-2012 p. 352.

98. Nordic Nutrition Recommendations 2012:
Integrating nutrition and physical activity. 5th ed.
Copenhagen: Nordic Nutrition Recommendations
2012; 2014 [cited 2017-11-17]. 627 p (Nord).
Available from:
http://www.norden.org/en/theme/former-

themes/themes-2016/nordic-nutrition-recommendation/nordic-nutrition-recommendations-2012 p. 386.

99. Nordic Nutrition Recommendations 2012: Integrating nutrition and physical activity. 5th ed. Copenhagen: Nordic Nutrition Recommendations 2012; 2014 [cited 2017-11-17]. 627 p (Nord). Available from: http://www.norden.org/en/theme/former-themes/themes-2016/nordic-nutrition-recommendation/nordic-nutrition-recommendations-2012 p. 387.

100. Nordic Nutrition Recommendations 2012: Integrating nutrition and physical activity. 5th ed. Copenhagen: Nordic Nutrition Recommendations 2012; 2014 [cited 2017-11-17]. 627 p (Nord). Available from: http://www.norden.org/en/theme/former-themes/themes-2016/nordic-nutrition-recommendation/nordic-nutrition-recommendations-2012 p. 388.

101.	Nordic Nutrition Recommendations 2012: Integrating nutrition and physical activity. 5th ed. Copenhagen: Nordic Nutrition Recommendations 2012; 2014 [cited 2017-11-17]. 627 p (Nord). Available from: http://www.norden.org/en/theme/former-themes/themes-2016/nordic-nutrition-recommendation/nordic-nutrition-recommendations-2012 p. 385.

102.	Nordic Nutrition Recommendations 2012: Integrating nutrition and physical activity. 5th ed. Copenhagen: Nordic Nutrition Recommendations 2012; 2014 [cited 2017-11-17]. 627 p (Nord). Available from: http://www.norden.org/en/theme/former-themes/themes-2016/nordic-nutrition-recommendation/nordic-nutrition-recommendations-2012 p. 399.

103.	Nordic Nutrition Recommendations 2012: Integrating nutrition and physical activity. 5th ed. Copenhagen: Nordic Nutrition Recommendations 2012; 2014 [cited 2017-11-17]. 627 p (Nord).

Available from:

http://www.norden.org/en/theme/former-themes/themes-2016/nordic-nutrition-recommendation/nordic-nutrition-recommendations-2012 p. 400.

104. Nordic Nutrition Recommendations 2012: Integrating nutrition and physical activity. 5th ed. Copenhagen: Nordic Nutrition Recommendations 2012; 2014 [cited 2017-11-17]. 627 p (Nord). Available from:

http://www.norden.org/en/theme/former-themes/themes-2016/nordic-nutrition-recommendation/nordic-nutrition-recommendations-2012 p. 402.

105. Nordic Nutrition Recommendations 2012: Integrating nutrition and physical activity. 5th ed. Copenhagen: Nordic Nutrition Recommendations 2012; 2014 [cited 2017-11-18]. 627 p (Nord). Available from:

http://www.norden.org/en/theme/former-themes/themes-2016/nordic-nutrition-

recommendation/nordic-nutrition-
recommendations-2012 p. 465.

106.   Nordic Nutrition Recommendations 2012:
Integrating nutrition and physical activity. 5th ed.
Copenhagen: Nordic Nutrition Recommendations
2012; 2014 [cited 2017-11-18]. 627 p (Nord).
Available from:
http://www.norden.org/en/theme/former-
themes/themes-2016/nordic-nutrition-
recommendation/nordic-nutrition-
recommendations-2012 p. 466.

107.   Nordic Nutrition Recommendations 2012:
Integrating nutrition and physical activity. 5th ed.
Copenhagen: Nordic Nutrition Recommendations
2012; 2014 [cited 2017-11-18]. 627 p (Nord).
Available from:
http://www.norden.org/en/theme/former-
themes/themes-2016/nordic-nutrition-
recommendation/nordic-nutrition-
recommendations-2012 p. 467.

108.   Witthöft C. The water-soluble vitamins
[PowerPoint presentation on the Internet].

Kalmar: Linnéuniversitetet; 2016. [cited 26 June 2017]. Available from: https://mymoodle.lnu.se/pluginfile.php/1385070/mod_resource/content/1/vattenl%20vitaminer%201%202016.pdf.

109.   Nordic Nutrition Recommendations 2012: Integrating nutrition and physical activity. 5th ed. Copenhagen: Nordic Nutrition Recommendations 2012; 2014 [cited 2017-11-18]. 627 p (Nord). Available from: http://www.norden.org/en/theme/former-themes/themes-2016/nordic-nutrition-recommendation/nordic-nutrition-recommendations-2012 p. 469.

110.   Nordic Nutrition Recommendations 2012: Integrating nutrition and physical activity. 5th ed. Copenhagen: Nordic Nutrition Recommendations 2012; 2014 [cited 2017-11-18]. 627 p (Nord). Available from: http://www.norden.org/en/theme/former-themes/themes-2016/nordic-nutrition-

recommendation/nordic-nutrition-recommendations-2012 p. 407.

111.   Nordic Nutrition Recommendations 2012: Integrating nutrition and physical activity. 5th ed. Copenhagen: Nordic Nutrition Recommendations 2012; 2014 [cited 2017-11-18]. 627 p (Nord). Available from: http://www.norden.org/en/theme/former-themes/themes-2016/nordic-nutrition-recommendation/nordic-nutrition-recommendations-2012 p. 408.

112.   Nordic Nutrition Recommendations 2012: Integrating nutrition and physical activity. 5th ed. Copenhagen: Nordic Nutrition Recommendations 2012; 2014 [cited 2017-11-19]. 627 p (Nord). Available from: http://www.norden.org/en/theme/former-themes/themes-2016/nordic-nutrition-recommendation/nordic-nutrition-recommendations-2012 p. 413.

113.   Nordic Nutrition Recommendations 2012: Integrating nutrition and physical activity. 5th ed.

Copenhagen: Nordic Nutrition Recommendations
2012; 2014 [cited 2017-11-19]. 627 p (Nord).
Available from:
http://www.norden.org/en/theme/former-themes/themes-2016/nordic-nutrition-recommendation/nordic-nutrition-recommendations-2012 p. 414.

114.   Nordic Nutrition Recommendations 2012:
Integrating nutrition and physical activity. 5th ed.
Copenhagen: Nordic Nutrition Recommendations
2012; 2014 [cited 2017-11-19]. 627 p (Nord).
Available from:
http://www.norden.org/en/theme/former-themes/themes-2016/nordic-nutrition-recommendation/nordic-nutrition-recommendations-2012 p. 419.

115.   Nordic Nutrition Recommendations 2012:
Integrating nutrition and physical activity. 5th ed.
Copenhagen: Nordic Nutrition Recommendations
2012; 2014 [cited 2017-11-19]. 627 p (Nord).
Available from:
http://www.norden.org/en/theme/former-

themes/themes-2016/nordic-nutrition-
recommendation/nordic-nutrition-
recommendations-2012 p. 420.

116.   Nordic Nutrition Recommendations 2012:
Integrating nutrition and physical activity. 5th ed.
Copenhagen: Nordic Nutrition Recommendations
2012; 2014 [cited 2017-11-19]. 627 p (Nord).
Available from:
http://www.norden.org/en/theme/former-
themes/themes-2016/nordic-nutrition-
recommendation/nordic-nutrition-
recommendations-2012 p. 421.

117.   Nordic Nutrition Recommendations 2012:
Integrating nutrition and physical activity. 5th ed.
Copenhagen: Nordic Nutrition Recommendations
2012; 2014 [cited 2017-11-19]. 627 p (Nord).
Available from:
http://www.norden.org/en/theme/former-
themes/themes-2016/nordic-nutrition-
recommendation/nordic-nutrition-
recommendations-2012 p. 463.

118.   Nordic Nutrition Recommendations 2012: Integrating nutrition and physical activity. 5th ed. Copenhagen: Nordic Nutrition Recommendations 2012; 2014 [cited 2017-11-19]. 627 p (Nord). Available from: http://www.norden.org/en/theme/former-themes/themes-2016/nordic-nutrition-recommendation/nordic-nutrition-recommendations-2012 p. 464.

119.   Nordic Nutrition Recommendations 2012: Integrating nutrition and physical activity. 5th ed. Copenhagen: Nordic Nutrition Recommendations 2012; 2014 [cited 2017-11-20]. 627 p (Nord). Available from: http://www.norden.org/en/theme/former-themes/themes-2016/nordic-nutrition-recommendation/nordic-nutrition-recommendations-2012 p. 423.

120.   Nordic Nutrition Recommendations 2012: Integrating nutrition and physical activity. 5th ed. Copenhagen: Nordic Nutrition Recommendations 2012; 2014 [cited 2017-11-20]. 627 p (Nord).

Available from:

http://www.norden.org/en/theme/former-
themes/themes-2016/nordic-nutrition-
recommendation/nordic-nutrition-
recommendations-2012 p. 424.

121.   Nordic Nutrition Recommendations 2012:
Integrating nutrition and physical activity. 5th ed.
Copenhagen: Nordic Nutrition Recommendations
2012; 2014 [cited 2017-11-20]. 627 p (Nord).
Available from:

http://www.norden.org/en/theme/former-
themes/themes-2016/nordic-nutrition-
recommendation/nordic-nutrition-
recommendations-2012 p. 425.

122.   Nordic Nutrition Recommendations 2012:
Integrating nutrition and physical activity. 5th ed.
Copenhagen: Nordic Nutrition Recommendations
2012; 2014 [cited 2017-11-20]. 627 p (Nord).
Available from:

http://www.norden.org/en/theme/former-
themes/themes-2016/nordic-nutrition-

recommendation/nordic-nutrition-recommendations-2012 p. 430.

123.   Nordic Nutrition Recommendations 2012: Integrating nutrition and physical activity. 5th ed. Copenhagen: Nordic Nutrition Recommendations 2012; 2014 [cited 2017-11-20]. 627 p (Nord). Available from: http://www.norden.org/en/theme/former-themes/themes-2016/nordic-nutrition-recommendation/nordic-nutrition-recommendations-2012 p. 459.

124.   Nordic Nutrition Recommendations 2012: Integrating nutrition and physical activity. 5th ed. Copenhagen: Nordic Nutrition Recommendations 2012; 2014 [cited 2017-11-20]. 627 p (Nord). Available from: http://www.norden.org/en/theme/former-themes/themes-2016/nordic-nutrition-recommendation/nordic-nutrition-recommendations-2012 p. 460.

125.   Nordic Nutrition Recommendations 2012: Integrating nutrition and physical activity. 5th ed.

Copenhagen: Nordic Nutrition Recommendations 2012; 2014 [cited 2017-11-20]. 627 p (Nord). Available from: http://www.norden.org/en/theme/former-themes/themes-2016/nordic-nutrition-recommendation/nordic-nutrition-recommendations-2012 p. 435.

126.   Nordic Nutrition Recommendations 2012: Integrating nutrition and physical activity. 5th ed. Copenhagen: Nordic Nutrition Recommendations 2012; 2014 [cited 2017-11-20]. 627 p (Nord). Available from: http://www.norden.org/en/theme/former-themes/themes-2016/nordic-nutrition-recommendation/nordic-nutrition-recommendations-2012 p. 436.

127.   Nordic Nutrition Recommendations 2012: Integrating nutrition and physical activity. 5th ed. Copenhagen: Nordic Nutrition Recommendations 2012; 2014 [cited 2017-11-20]. 627 p (Nord). Available from: http://www.norden.org/en/theme/former-

themes/themes-2016/nordic-nutrition-
recommendation/nordic-nutrition-
recommendations-2012 p. 437.

128. Nordic Nutrition Recommendations 2012:
Integrating nutrition and physical activity. 5th ed.
Copenhagen: Nordic Nutrition Recommendations
2012; 2014 [cited 2017-11-20]. 627 p (Nord).
Available from:
http://www.norden.org/en/theme/former-
themes/themes-2016/nordic-nutrition-
recommendation/nordic-nutrition-
recommendations-2012 p. 444.

129. Nordic Nutrition Recommendations 2012:
Integrating nutrition and physical activity. 5th ed.
Copenhagen: Nordic Nutrition Recommendations
2012; 2014 [cited 2017-11-21]. 627 p (Nord).
Available from:
http://www.norden.org/en/theme/former-
themes/themes-2016/nordic-nutrition-
recommendation/nordic-nutrition-
recommendations-2012 p. 449.

130.   Nordic Nutrition Recommendations 2012: Integrating nutrition and physical activity. 5th ed. Copenhagen: Nordic Nutrition Recommendations 2012; 2014 [cited 2017-11-21]. 627 p (Nord). Available from: http://www.norden.org/en/theme/former-themes/themes-2016/nordic-nutrition-recommendation/nordic-nutrition-recommendations-2012 p. 450.

131.   Nordic Nutrition Recommendations 2012: Integrating nutrition and physical activity. 5th ed. Copenhagen: Nordic Nutrition Recommendations 2012; 2014 [cited 2017-11-21]. 627 p (Nord). Available from: http://www.norden.org/en/theme/former-themes/themes-2016/nordic-nutrition-recommendation/nordic-nutrition-recommendations-2012 p. 451.

132.   Nordic Nutrition Recommendations 2012: Integrating nutrition and physical activity. 5th ed. Copenhagen: Nordic Nutrition Recommendations 2012; 2014 [cited 2017-11-21]. 627 p (Nord).

Available from:

http://www.norden.org/en/theme/former-themes/themes-2016/nordic-nutrition-recommendation/nordic-nutrition-recommendations-2012 p. 455.

133.   Blücher A. Kolhydrater [PowerPoint presentation on the Internet]. Kalmar: Linnéuniversitetet; 2016. [cited 27 June 2017]. Available from:

https://mymoodle.lnu.se/pluginfile.php/1318343/mod_resource/content/4/Anna_B/Kolhydrat_16_nutrition%20och%20näringslära-3.pdf.

134.   Nordic Nutrition Recommendations 2012: Integrating nutrition and physical activity. 5th ed. Copenhagen: Nordic Nutrition Recommendations 2012; 2014 [cited 2017-11-23]. 627 p (Nord). Available from:

http://www.norden.org/en/theme/former-themes/themes-2016/nordic-nutrition-recommendation/nordic-nutrition-recommendations-2012 p. 250.

135. Nordic Nutrition Recommendations 2012: Integrating nutrition and physical activity. 5th ed. Copenhagen: Nordic Nutrition Recommendations 2012; 2014 [cited 2017-11-23]. 627 p (Nord). Available from: http://www.norden.org/en/theme/former-themes/themes-2016/nordic-nutrition-recommendation/nordic-nutrition-recommendations-2012 p. 251.

136. Nordic Nutrition Recommendations 2012: Integrating nutrition and physical activity. 5th ed. Copenhagen: Nordic Nutrition Recommendations 2012; 2014 [cited 2017-11-23]. 627 p (Nord). Available from: http://www.norden.org/en/theme/former-themes/themes-2016/nordic-nutrition-recommendation/nordic-nutrition-recommendations-2012 p. 254.

137. Nordic Nutrition Recommendations 2012: Integrating nutrition and physical activity. 5th ed. Copenhagen: Nordic Nutrition Recommendations 2012; 2014 [cited 2017-11-23]. 627 p (Nord).

Available from:

http://www.norden.org/en/theme/former-themes/themes-2016/nordic-nutrition-recommendation/nordic-nutrition-recommendations-2012 p. 255.

138.	Nordic Nutrition Recommendations 2012: Integrating nutrition and physical activity. 5th ed. Copenhagen: Nordic Nutrition Recommendations 2012; 2014 [cited 2017-11-23]. 627 p (Nord). Available from:

http://www.norden.org/en/theme/former-themes/themes-2016/nordic-nutrition-recommendation/nordic-nutrition-recommendations-2012 p. 257.

139.	Nordic Nutrition Recommendations 2012: Integrating nutrition and physical activity. 5th ed. Copenhagen: Nordic Nutrition Recommendations 2012; 2014 [cited 2017-11-23]. 627 p (Nord). Available from:

http://www.norden.org/en/theme/former-themes/themes-2016/nordic-nutrition-

recommendation/nordic-nutrition-recommendations-2012 p. 249.

140.   Nordic Nutrition Recommendations 2012: Integrating nutrition and physical activity. 5th ed. Copenhagen: Nordic Nutrition Recommendations 2012; 2014 [cited 2017-11-23]. 627 p (Nord). Available from: http://www.norden.org/en/theme/former-themes/themes-2016/nordic-nutrition-recommendation/nordic-nutrition-recommendations-2012 p. 26.

141.   Nordic Nutrition Recommendations 2012: Integrating nutrition and physical activity. 5th ed. Copenhagen: Nordic Nutrition Recommendations 2012; 2014 [cited 2017-11-23]. 627 p (Nord). Available from: http://www.norden.org/en/theme/former-themes/themes-2016/nordic-nutrition-recommendation/nordic-nutrition-recommendations-2012 p. 27.

142.   Nordic Nutrition Recommendations 2012: Integrating nutrition and physical activity. 5th ed.

Copenhagen: Nordic Nutrition Recommendations
2012; 2014 [cited 2017-11-23]. 627 p (Nord).
Available from:
http://www.norden.org/en/theme/former-
themes/themes-2016/nordic-nutrition-
recommendation/nordic-nutrition-
recommendations-2012 p. 261.

143.   Nordic Nutrition Recommendations 2012:
Integrating nutrition and physical activity. 5th ed.
Copenhagen: Nordic Nutrition Recommendations
2012; 2014 [cited 2017-11-23]. 627 p (Nord).
Available from:
http://www.norden.org/en/theme/former-
themes/themes-2016/nordic-nutrition-
recommendation/nordic-nutrition-
recommendations-2012 p. 262.

144.   Nordic Nutrition Recommendations 2012:
Integrating nutrition and physical activity. 5th ed.
Copenhagen: Nordic Nutrition Recommendations
2012; 2014 [cited 2017-11-23]. 627 p (Nord).
Available from:
http://www.norden.org/en/theme/former-

themes/themes-2016/nordic-nutrition-recommendation/nordic-nutrition-recommendations-2012 p. 269.

145.   Nordic Nutrition Recommendations 2012: Integrating nutrition and physical activity. 5th ed. Copenhagen: Nordic Nutrition Recommendations 2012; 2014 [cited 2017-11-23]. 627 p (Nord). Available from: http://www.norden.org/en/theme/former-themes/themes-2016/nordic-nutrition-recommendation/nordic-nutrition-recommendations-2012 p. 270.

146.   Nordic Nutrition Recommendations 2012: Integrating nutrition and physical activity. 5th ed. Copenhagen: Nordic Nutrition Recommendations 2012; 2014 [cited 2017-11-23]. 627 p (Nord). Available from: http://www.norden.org/en/theme/former-themes/themes-2016/nordic-nutrition-recommendation/nordic-nutrition-recommendations-2012 p. 272.

147.   Edman K. Proteiner [PowerPoint presentation on the Internet]. Kalmar: Linnéuniversitetet; 2016. [cited 28 June 2017]. Available from: https://mymoodle.lnu.se/course/view.php?id=19266.

148.   Nordic Nutrition Recommendations 2012: Integrating nutrition and physical activity. 5th ed. Copenhagen: Nordic Nutrition Recommendations 2012; 2014 [cited 2017-11-24]. 627 p (Nord). Available from: http://www.norden.org/en/theme/former-themes/themes-2016/nordic-nutrition-recommendation/nordic-nutrition-recommendations-2012 p. 281.

149.   Nordic Nutrition Recommendations 2012: Integrating nutrition and physical activity. 5th ed. Copenhagen: Nordic Nutrition Recommendations 2012; 2014 [cited 2017-11-24]. 627 p (Nord). Available from: http://www.norden.org/en/theme/former-themes/themes-2016/nordic-nutrition-

recommendation/nordic-nutrition-recommendations-2012 p. 291.

150.	Nordic Nutrition Recommendations 2012: Integrating nutrition and physical activity. 5th ed. Copenhagen: Nordic Nutrition Recommendations 2012; 2014 [cited 2017-11-24]. 627 p (Nord). Available from: http://www.norden.org/en/theme/former-themes/themes-2016/nordic-nutrition-recommendation/nordic-nutrition-recommendations-2012 p. 292.

151.	Nordic Nutrition Recommendations 2012: Integrating nutrition and physical activity. 5th ed. Copenhagen: Nordic Nutrition Recommendations 2012; 2014 [cited 2017-11-24]. 627 p (Nord). Available from: http://www.norden.org/en/theme/former-themes/themes-2016/nordic-nutrition-recommendation/nordic-nutrition-recommendations-2012 p. 295.

152.	Nordic Nutrition Recommendations 2012: Integrating nutrition and physical activity. 5th ed.

Copenhagen: Nordic Nutrition Recommendations
2012; 2014 [cited 2017-11-24]. 627 p (Nord).
Available from:
http://www.norden.org/en/theme/former-
themes/themes-2016/nordic-nutrition-
recommendation/nordic-nutrition-
recommendations-2012 p. 296.

153.	Persson AA. Fettmetabolism [PowerPoint
presentation on the Internet]. Kalmar:
Linnéuniversitetet; 2016. [cited June 29 2017].
Available from:
https://mymoodle.lnu.se/mod/folder/view.php?id=
952244.

154.	Nordic Nutrition Recommendations 2012:
Integrating nutrition and physical activity. 5th ed.
Copenhagen: Nordic Nutrition Recommendations
2012; 2014 [cited 2017-11-25]. 627 p (Nord).
Available from:
http://www.norden.org/en/theme/former-
themes/themes-2016/nordic-nutrition-

recommendation/nordic-nutrition-
recommendations-2012 p. 217.

155.   Nordic Nutrition Recommendations 2012:
Integrating nutrition and physical activity. 5th ed.
Copenhagen: Nordic Nutrition Recommendations
2012; 2014 [cited 2017-11-25]. 627 p (Nord).
Available from:
http://www.norden.org/en/theme/former-
themes/themes-2016/nordic-nutrition-
recommendation/nordic-nutrition-
recommendations-2012 p. 25.

156.   Nordic Nutrition Recommendations 2012:
Integrating nutrition and physical activity. 5th ed.
Copenhagen: Nordic Nutrition Recommendations
2012; 2014 [cited 2017-11-25]. 627 p (Nord).
Available from:
http://www.norden.org/en/theme/former-
themes/themes-2016/nordic-nutrition-
recommendation/nordic-nutrition-
recommendations-2012 p. 26.

157.   Nordic Nutrition Recommendations 2012:
Integrating nutrition and physical activity. 5th ed.

Copenhagen: Nordic Nutrition Recommendations
2012; 2014 [cited 2017-11-25]. 627 p (Nord).
Available from:
http://www.norden.org/en/theme/former-
themes/themes-2016/nordic-nutrition-
recommendation/nordic-nutrition-
recommendations-2012 p. 230.

158.   Centers for Disease Control and Prevention.
Finding a Balance [Internet]. USA: Centers for
Disease Control and Prevention; 2016 [updated
date 2016-11-16; cited 2017 August 29].
Available from:
https://www.cdc.gov/healthyweight/calories/index
.html.

159.   Eneroth, H Björck, L Konde, ÅB. Bra
livsmedelsval baserat på nordiska
näringsrekommendationer 2012. Uppsala:
Livsmedelsverket; 2014 [read 2017-12-02].
Available from:
https://mymoodle.lnu.se/pluginfile.php/1318328/
mod_resource/content/1/2014_livsmedelsverket_
19_bra_livsmedelsval.pdf.

160.	Paulún F. 50 genvägar till fettförbränning. Falun: ScandBook AB; 2014. P. 113

161.	Reygaert WC. An update on the health benefits of green tea. Beverages. 2017;3(1):6

162.	Lee KW, Lee HJ, Lee CY. Antioxidant activity of black tea vs. green tea. J Nutr. 2002 Apr;132(4):785.

163.	Paulún F. 50 genvägar till fettförbränning. Falun: ScandBook AB; 2014. P. 102

164.	Paulún F. 50 genvägar till fettförbränning. Falun: ScandBook AB; 2014. P. 103

165.	Bae JH, Park JH, Im SS, Song DK. Coffee and health. Integr Med Res. 2014 Dec;3(4):189-191.

166.	Paulún F. 50 genvägar till fettförbränning. Falun: ScandBook AB; 2014. P. 108

167.	Paulún F. 50 genvägar till fettförbränning. Falun: ScandBook AB; 2014. P. 107

168.	Nordic Nutrition Recommendations 2012: Integrating nutrition and physical activity. 5th ed. Copenhagen: Nordic Nutrition Recommendations 2012; 2014 [cited 2017-11-26]. 627 p (Nord).

Available from:

http://www.norden.org/en/theme/former-themes/themes-2016/nordic-nutrition-recommendation/nordic-nutrition-recommendations-2012 p. 311

169.	Nordic Nutrition Recommendations 2012: Integrating nutrition and physical activity. 5th ed. Copenhagen: Nordic Nutrition Recommendations 2012; 2014 [cited 2017-11-26]. 627 p (Nord). Available from:

http://www.norden.org/en/theme/former-themes/themes-2016/nordic-nutrition-recommendation/nordic-nutrition-recommendations-2012 p. 312.

170.	Paulún F. 50 genvägar till fettförbränning. Falun: ScandBook AB; 2014. P. 116

171.	Paulún F. 50 genvägar till fettförbränning. Falun: ScandBook AB; 2014. P. 117

172.	Paulún F. 50 genvägar till fettförbränning. Falun: ScandBook AB; 2014. P. 118

173.	Paulún F. 50 genvägar till fettförbränning. Falun: ScandBook AB; 2014. P. 120

174. Nordic Nutrition Recommendations 2012: Integrating nutrition and physical activity. 5th ed. Copenhagen: Nordic Nutrition Recommendations 2012; 2014 [cited 2017-11-26]. 627 p (Nord). Available from: http://www.norden.org/en/theme/former-themes/themes-2016/nordic-nutrition-recommendation/nordic-nutrition-recommendations-2012 p. 318.

175. Nordic Nutrition Recommendations 2012: Integrating nutrition and physical activity. 5th ed. Copenhagen: Nordic Nutrition Recommendations 2012; 2014 [cited 2017-11-26]. 627 p (Nord). Available from: http://www.norden.org/en/theme/former-themes/themes-2016/nordic-nutrition-recommendation/nordic-nutrition-recommendations-2012 p. 319.

176. Calculator: calorie calculator: calculator; 2008 – 2018 [cited 2018 January 23]. Available from: http://www.calculator.net/calorie-calculator.html.